医学特色实验教材

医学创新实验

（供中西医临床医学、中医学、中药学、药学、护理学等专业用）

主　编　蔡　标　缪成贵
副主编　江爱娟　朱继民　王桐生　李　璐
编　者（以姓氏笔画为序）

马克龙（安徽中医药大学）　　　　王　浩（安徽中医药大学）

王桐生（安徽中医药大学）　　　　邓　然（安徽中医药大学）

叶　树（安徽中医药大学）　　　　朱继民（安徽中医药大学）

刘向国（安徽中医药大学）　　　　江爱娟（安徽中医药大学）

李　璐（安徽中医药大学）　　　　吴大强（安徽中医药大学）

宋　航（安徽中医药大学）　　　　胡光民（安徽中医药大学）

徐珊珊（安徽中医药大学）　　　　蔡　标（安徽中医药大学）

缪成贵（安徽中医药大学）

中国健康传媒集团
中国医药科技出版社

内容提要

　　本教材是突出整合医学和科研反哺教学理念，结合虚拟仿真实验，基于现代分子生物学实验技术而编写的医学创新实验教材。全书由十个实验组成，包括阿尔茨海默病大鼠模型构建及分子生物学研究，糖尿病大鼠心脏、肝脏的形态学改变以及外周血炎症因子表达的改变，胶原诱导型关节炎大鼠关节、肺部病变及血清中炎症因子水平的研究，瓦伯格效应在肝癌防治中的重要作用等。内容涉及实验室生物安全、实验室有关仪器的使用与保养、常见实验动物操作技术、组织病理制片与染色技术、病原微生物实验基本技术、细胞培养技术及现代分子生物学技术。学生在教师的指导下通过实践了解实验项目对应的科研思路，掌握和熟悉常用仪器设备的使用方法及实验操作技术，为今后进入临床和科研打下坚实的基础。

　　本教材适合高等医药院校中西医临床医学、中医学、中药学、药学、护理学等专业本科及硕士研究生实验教学使用。

图书在版编目（CIP）数据

医学创新实验/蔡标，缪成贵主编.—北京：中国医药科技出版社，2023.12
医学特色实验教材
ISBN 978-7-5214-4333-2

Ⅰ.①医… Ⅱ.①蔡… ②缪… Ⅲ.①实验医学 Ⅳ.①R-33

中国国家版本馆CIP数据核字（2023）第246204号

美术编辑　陈君杞
版式设计　友全图文

出版　**中国健康传媒集团** | 中国医药科技出版社
地址　北京市海淀区文慧园北路甲22号
邮编　100082
电话　发行：010-62227427　邮购：010-62236938
网址　www.cmstp.com
规格　787×1092mm $\frac{1}{16}$
印张　5 $\frac{1}{4}$
字数　110千字
版次　2024年1月第1版
印次　2024年1月第1次印刷
印刷　北京京华铭诚工贸有限公司
经销　全国各地新华书店
书号　ISBN 978-7-5214-4333-2
定价　39.00元

获取新书信息、投稿、为图书纠错，请扫码联系我们。

　　《医学创新实验》的编写是基础医学实验教学改革的一次尝试。长期以来,基础医学实验项目分散于各学科实验教学之中。由于课时量有限,实验涉及技术水平不高,忽略了对医学生科研思路的锻炼,未能体现整合医学理念和科研反哺教学理念,已经不能适应新医科人才培养质量要求。学生毕业后从事医药学工作和科学研究过程中对现代分子生物实验技术不了解,掌握不够,影响到人才培养的质量,且与培养实用型人才和实验教学改革模式不相适应。为了进一步促进基础医学实验教学改革,提高学生实验操作技能,迫切需要开设创新性实验,将科研成果融入实验教学,提升实验教学水平。本实验教程打破原实验教材的结构,整合科研成果,结合现代分子生物学实验技术,着重对学生进行系统的科研思路锻炼和实验技能培养,使其在本科阶段掌握基础医学实验技能和现代分子生物实验技术,熟悉实验操作和科研方法,为未来的学习和工作打下牢固的基础,为培养新医科人才提供保障。

　　《医学创新实验》是在原有的实验动物学、生理学、药理学、病理学、生物化学、分子生物学、微生物学、免疫学等学科实验基础上编写,结合安徽中医药大学教师科研成果,融合高水平科研思路,致力于提升实验教学质量,培养学生科研能力。通过《医学创新实验》的学习和系统训练,学生能在规定的时间内掌握各个实验项目的实验原理和实验技术,熟悉各项目对应的科研思路,了解各种先进实验仪器和设备,养成严肃认真的科学态度、严密的工作方法和严谨的实验研究作风以及创新思维。同时希望通过本课程的学习,学生能够增强参与意识,加强组织能力和团结协作精神,提升观察、分析、思考和独立解决问题的能力。

　　在探索新的基础医学实验教学模式、创新实验教学课程、精选和安排合适的创新实验项目、研究和使用新的教学方法和手段的基础上,我们编写了本教材,以适应新形势下基础医学实验教学改革的需要,保证最新培养方案的顺利实施。本教材的编写突出了以下特点:①突出整合医学和科研反哺教学理念;②结合虚拟仿真实验,基于现代分子生物学实验技术,强调实验技术的先进性;③展示多学科实验技能的共性和内在联系;④体现医学创新实验的知识性、科学性、系统性。

　　本教材内容的选择、组织和撰写是对实验教学改革的尝试,是在安徽中医药大学各级领导的直接指导和各学科教师的大力支持下完成的,在此致以诚挚的感谢!我们希望通过该教材的使用,推动基础医学实验教学的改革,培养更加符合社会需要的高素质医学人才。

限于编者水平,书中难免有疏漏之处,恳请广大读者提出宝贵意见,以期完善。

编 者

2023 年 11 月

目录

实验一 阿尔茨海默病大鼠模型构建及分子生物学研究

实验目的

1.掌握

阿尔茨海默病大鼠模型建立方法；

Morris水迷宫实验检测大鼠学习能力的方法；

HE染色检测海马神经元损伤情况的方法；

ELISA实验检测大鼠海马组织中乙酰胆碱表达的方法；

Western blot实验检测大鼠海马p-tau蛋白表达的方法。

2.熟悉

Morris水迷宫、HE、ELISA及Western blot实验原理。

3.了解

阿尔茨海默病的病理特征、发病机制、临床表现及中医药治疗等。

一、实验原理

阿尔茨海默病（Alzheimer disease，AD）是最常见的神经退行性疾病，以进行性记忆减退为主要的临床表现，已成为老年人致残最严重的疾病之一。随着老龄化人口的加剧，AD发病率日益增加，给社会和家庭带来了沉重的负担。因此针对阿尔茨海默病的病理特征、发病机制及治疗的研究至关重要。

D-半乳糖是一种还原单糖，可导致机体糖和蛋白质的代谢紊乱，使组织的渗透压升高，产生氧化应激和炎症反应；使海马区tau蛋白过度磷酸化，引发神经元损伤。在大鼠颅内注射$A\beta_{25-35}$，可造成β-淀粉样蛋白沉积，不仅对神经元具有直接毒性作用，而且还增强神经元细胞对自由基、神经毒素和其他有害因子的敏感性，从而导致神经系统变性和功能性神经元丧失，并最终导致认知和记忆能力下降。

　　Morris水迷宫是英国心理学家Morris于20世纪80年代初设计并应用于脑学习记忆机制研究的一种实验手段，其在AD研究中的应用非常普遍。虽然老鼠是天生的游泳健将，但是它们却厌恶处于水中的状态，同时游泳对于老鼠来说是十分消耗体力的活动，他们会本能地寻找水中的休息场所。寻找休息场所的行为涉及一个复杂的记忆过程，包括收集与空间定位有关的视觉信息，再对这些信息进行处理、整理、记忆、加固，然后再取出，目的是能成功地航行并且找到隐藏在水中的站台，最终从水中逃脱。

　　苏木精-伊红染色法，简称HE染色。苏木精染液为碱性主要使细胞核内的染色质与胞质内的核酸着蓝紫色。伊红是一种化学合成的酸性染料，在水中离解成带负电荷的阴离子，与蛋白质的氨基正电荷（阳离子）结合而使细胞质染成红色，与蓝色的细胞核形成鲜明的对比。

　　Tau蛋白过度磷酸化形成的神经元纤维缠结是AD的主要病理产物之一，因此检测海马中磷酸化tau蛋白（p-tau）蛋白表达量可以从一定程度上诊断AD。蛋白质免疫印迹（Western blot）是将蛋白质转移到膜上，然后利用抗体进行检测的方法。一个基因表达的终极结果是产生相应的蛋白质（或酶）。因此检测蛋白质是测定基因表达的主要标志。Western blot采用的是聚丙烯酰胺凝胶电泳，被检测物是蛋白质，"探针"是抗体，"显色"用标记的二抗。经过PAGE分离的蛋白质样品，转移到固相载体（如硝酸纤维素薄膜）上，固相载体以非共价键形式吸附蛋白质，且能保持电泳分离的多肽类型及其生物学活性不变。以固相载体上的蛋白质或多肽作为抗原，与对应的抗体起免疫反应，再与酶或同位素标记的第二抗体起反应，经过底物显色或放射自显影以检测电泳分离的特异性目的基因表达的蛋白成分。该技术广泛应用于检测蛋白水平的表达。

二、实验材料

1.实验动物

SPF级Sprague-Dawley雄性大鼠，体重为250～300g。

2.仪器设备

（1）实验所需仪器设备　大鼠脑立体定位仪，圆形水池、黑色站台、遮光帘、自动录像记录系统、电脑及分析软件，脱水机、石蜡包埋机、石蜡切片机、倒置显微镜、酶标仪，离心机、金属浴、垂直板电泳装置、摇床、蛋白凝胶成像系统。

（2）虚拟平台所需设备　计算机硬件设备，具体配置如下：CPU推荐使用Intel双核以上级别；内存至少1G以上；建议用户显示屏的分辨率调至1280×720。系统硬盘剩余空间不小于1G。

3.试剂耗材

（1）AD大鼠模型的建立　微量进样器（5μl）、5ml注射针管、D-半乳糖、Aβ$_{25～35}$溶液、生理盐水、戊巴比妥钠、红霉素软膏、棉球、骨蜡、青霉素钠、缝合针线。

（2）HE染色试剂 苏木素、伊红、酒精、二甲苯、盐酸酒精、蒸馏水、中性树胶、盖玻片、载玻片。

（3）ELISA检测 乙酰胆碱ELISA检测试剂盒。

（4）Western blot检测试剂 RIPA裂解液，蛋白酶抑制剂，抗体，速溶脱脂奶粉，甘氨酸Glycine，Tris盐酸，SDS，SDS-PAGE凝胶配制试剂盒，甲醇，TBS粉，吐温（Tween-20），PVDF膜，Tau磷酸化蛋白一抗、二抗（辣根过氧化物酶标记羊抗兔IgG），ECL显色试剂盒。

三、实验步骤

（一）阿尔茨海默病大鼠模型的建立

1. SD大鼠适应性喂养7天，Morris水迷宫实验剔除学习能力差异较大的大鼠后，按照随机分组的方式分为对照组和模型组。

2. 模型组每天腹腔注射1次D-半乳糖，按照100mg/kg给药，连续42天。对照组每天注射等量生理盐水。

3. 在D-半乳糖注射21天后，进行Aβ$_{25～35}$造模。首先采用1%戊巴比妥钠将大鼠麻醉，夹尾判断其麻醉后，碘伏消毒备皮，将大鼠固定在脑立体定位仪上，以颅骨前囟为原点，向后4.4mm、左右旁开2.2mm为穿刺点，进针3.0mm进行颅骨钻孔，用微量注射泵分别将5μl（10μg）Aβ$_{25～35}$缓慢注入双侧海马，需要留针5分钟。对照组注射等量的生理盐水。

4. 退针后缝合伤口，缝合前撒少许青霉素钠粉末，缝合后用碘伏棉签消毒，术后腹腔注射青霉素钠防止感染，连续3天，予以常规饮食饲养。

（二）Morris水迷宫实验检测大鼠学习能力

1.可见站台实验

实验开始前1天将大鼠置水迷宫所在房间，使大鼠熟悉和适应行为学实验室环境，站台置于第三象限中间位置，并进行可见站台实验。此阶段水面高于站台1.5cm左右，使大鼠能看见站台，然后拽住大鼠尾巴面对池壁，分别从水池第1、2、3、4象限放入池中游，以适应水温和水池环境，未发现站台的引导其到达站台并停留15秒。所有大鼠进行视力和运动能力检测，剔除视力和运动障碍的大鼠。

2.定位巡航实验

可见站台实验结束后第2天正式进行训练，站台要隐藏于水面下1.5cm，使大鼠看不到站台。第1天至第5天为隐藏平台获得实验。每只大鼠每天上午固定时间段于每一象限各训练1次，间隔5分钟。每遍训练时不同的大鼠下水位置相同。尽量选择中点作为每一象限的入水点，将大鼠面向池壁并紧贴池壁缓慢放入水中，利用视频分析系统采集大鼠找到安全平台的时间（逃避潜伏期），若90秒内大鼠没有找到隐藏在水下的平台，则将其潜伏期统一记为90秒，并将大鼠引导到安全平台休息15秒。

3. 空间探索实验

定位巡航实验结束后第2天进行记忆能力检测实验，即把平台拿走，只选第三象限中点作为入水点，将大鼠放入水中游泳90秒，期间记录大鼠穿越站台所在位置的次数。

实验结束后将各组大鼠的逃避潜伏期、第三象限活动时间和穿越平台次数等数据进行统计并分析。

（三）HE染色检测海马神经元损伤情况

1. 对甲醛固定好的脑组织块进行修整，将多余或损伤的部分用薄刀片切除，留下海马所在部位脑组织。

2. 检查脱水机里的试剂是否充足，将切好的脑组织放在脱水机，设置好时间并开始。具体脱水过程如下：第 I 缸50％酒精1小时；第 II 缸75％酒精2小时；第 III 缸85％酒精3小时；第 IV 缸95％酒精 I 3小时；第 V 缸95％酒精 II 1.5小时；第 VI 缸无水酒精 I 40分钟；第 VII 缸无水酒精 II 40分钟；第 VIII 缸二甲苯 I 35分钟；第 IX 缸二甲苯 II 30分钟；第 X 缸石蜡 I 30分钟；第 XI 缸石蜡 II 3小时；第 XII 缸石蜡 III 1小时。

3. 脱水过后取出脑组织，提前打开石蜡包埋机，融石蜡，用包埋蜡进行包埋，组织块的包埋面朝下平放入与其温度一致的包埋蜡中，将脑组织包埋成小方形，自然冷却，存放于4℃冰箱，以便后期（2个月内）切片使用。

4. 石蜡切片时先将蜡块固定于切片机上，用石蜡切片机切出4μm超薄切片，将切片平摊入47℃恒温水浴中充分展开，贴于涂有防脱剂的载玻片上，在62℃恒温箱中烤片12小时。

5. 将HE染色相关试剂准备好，打开通风橱，开始进行染色，具体过程如下：二甲苯 I 15分钟；二甲苯 II 15分钟；无水乙醇 I 1分钟；无水乙醇 II 1分钟；95％乙醇1分钟；自来水充分水洗3次；苏木素染液5分钟；自来水充分水洗3次；75％乙醇30秒；1％盐酸酒精分化2秒；自来水水洗3次；蓝化PBS浸5分钟；75％乙醇30秒；伊红染液30秒；自来水充分水洗3次；85％乙醇30秒；95％乙醇30秒；无水乙醇1分钟；二甲苯 I 5分钟；二甲苯 II 5分钟；二甲苯 III 5分钟；滴中性树胶，盖盖玻片，后期显微镜观察。

（四）ELISA实验检测大鼠海马组织中乙酰胆碱的表达

1. 取出适量海马组织，加入适量生理盐水捣碎。3000r/min离心10分钟取上清。

2. 从4℃冰箱取出试剂盒室温平衡20分钟。

3. 20×洗涤缓冲液的稀释蒸馏水按1：20稀释。

4. 从室温平衡20分钟后的铝箔袋中取出所需板条，剩余板条用自封袋密封放回4℃冰箱。

5. 设置标准品孔和样本孔，标准品孔各加不同浓度的标准品50μl。

6. 样本孔先加待测样本10μl，再加样本稀释液40μl；空白孔不加。

7. 除空白孔外，标准品孔和样本孔中每孔加入辣根过氧化物酶（HRP）标记的检测抗体100μl，用封板膜封住反应孔，37℃水浴锅或恒温箱温育60分钟。

8. 弃去液体，吸水纸上拍干，每孔加满洗涤液，静置1分钟，甩去洗涤液，吸水纸上拍干，如此重复洗板5次（也可用洗板机洗板）。

9. 每孔加入底物A、B各50μl，37℃避光孵育15分钟。

10. 每孔加入终止液50μl，15分钟内在450nm波长处测定各孔的OD值。

11. 绘制标准曲线：在Excel工作表中，以标准品浓度作横坐标，对应OD值作纵坐标，绘制出标准品线性回归曲线，按曲线方程计算各样本浓度值。

（五）Western blot实验检测大鼠海马p-tau蛋白表达的方法

1.蛋白提取

（1）首先将微量组织匀浆器放在75%酒精中浸泡12小时，然后用纯水清洗干净后放在烤箱中烘烤2小时，以备后用。蛋白组织裂解液事先从−20℃中取出备用。

（2）将洗好的匀浆器标上记号，分组，放在冰块上，每一匀浆器用枪头吸1ml裂解液和10μl PMSF，充分摇匀。

（3）将海马组织从−80℃冰箱取出，立马用干净镊子轻轻取出放在对应的匀浆器并置于其底部，开始研磨。

（4）研磨过程中用力均匀，重复碾几次使组织尽量碾碎，不能起泡过多，5分钟内研完，以肉眼看不出组织为标准。

（5）将研磨好的液体转移到1.5ml离心管中，4℃离心机14000r/min速离心5分钟。然后取上清液分装于1ml离心管中，加入适量上样缓冲液在100℃金属浴中煮5分钟，待自然冷却放入−20℃冰箱保存。

2.蛋白定量

（1）制胶　试漏5分钟；制备分离胶，每板5ml，上层用纯水封平；分离胶凝固后，配制浓缩胶，每板2ml，插入10孔梳子，等待凝固。不同浓度的浓缩胶与分离胶配比如下表。

成分	5%浓缩胶（ml）	10%分离胶（ml）	12%分离胶（ml）
蒸馏水	4.1	5.3	4.0
30%Acr-Bis9（29：1）	1.0	6.7	8.0
1M Tris，pH8.8	0.75	7.6	7.6
10% SDS	0.06	0.2	0.2
10%聚合凝胶化合物	0.06	0.2	0.2
TEMED	0.006	0.008	0.008

（2）电泳　蛋白上样量每个泳道2μl，蛋白Marker每个泳道4μl。采用80V电压电泳30分钟后，待Marker完全展开，更换为120V电压电泳1小时。

（3）转膜　按照厚滤纸、胶、PVDF膜、滤纸顺序铺装转膜体系后转膜，转膜仪电压120V，时间1.5小时。

成分	电泳缓冲液	转移缓冲液
甘氨酸	37.54g	28.8g
Tris	16.6g	6.06g
SDS	2 g	–
甲醇	–	400ml
ddH$_2$O	2000ml	1600ml

（4）封闭　转膜好的PVDF膜在5%脱脂牛奶中封闭，室温摇床孵育1.5小时。

（5）洗膜　TBST洗膜3次，每次在摇床上摇洗10分钟。

（6）一抗孵育　将PVDF膜浸泡在p-tau和β-actin抗体中，4℃冰箱孵育过夜。

（7）洗膜　TBST洗膜3次，每次在摇床上摇洗10分钟。

（8）二抗孵育　将相应的二抗与封闭液按1：20000的比例配制，室温摇床孵育2小时。

（9）洗膜　TBST洗膜3次，每次在摇床上摇洗10分钟。

（10）显影　首先将成像仪提前30分钟打开电源，关闭室内日光灯，将化学发光液A、B液按1：1比例方式用枪头吸在EP管中，均匀混合，滴在抗体孵育的PVDF膜正面，并用移液枪头来回摊匀，使其在膜表面反应约2分钟后，放入凝胶成像仪器内扫描胶片，采集合适时间内的图片并保存。

四、实验结果

1. 模型组大鼠学习记忆能力下降，海马神经元损伤。

2.模型组大鼠海马组织中乙酰胆碱表达下降。

3.模型组大鼠海马组织中p-tau蛋白表达升高。

五、注意事项

1.避免过度麻醉造成动物死亡或麻醉太浅造成动物活动而影响定位的准确性。

2.药物微量注射时速度不宜过快,注射完毕后停针5分钟再拔出,防止药物外漏。

3.颅骨钻孔时应注意保护深面的脑组织。

4.大鼠造模后需腹腔注射青霉素钠以防止感染。

六、思考与练习

1.阿尔茨海默病动物模型的建立有哪些方法?

2.除了水迷宫以外,还有哪些方法可以用于检测模型动物学习记忆能力?

3.AD模型大鼠海马中乙酰胆碱变化的意义是什么?

4.AD模型大鼠海马中p-tau蛋白变化的意义是什么?

5.简述阿尔茨海默病的中医药治疗进展。

七、拓展资料

虚拟仿真实验:阿尔茨海默病大鼠模型构建及分子生物学研究虚拟仿真实验

实验二 糖尿病大鼠心脏、肝脏的形态学改变以及外周血炎症因子表达的改变

实验目的

1. 掌握

糖尿病模型大鼠的建立方法；

HE染色检测糖尿病大鼠心脏和肝脏形态学改变的方法；

ELISA实验检测糖尿病大鼠外周血中肿瘤坏死因子-α（TNF-α）、白介素-1β（IL-1β）、白介素-6（IL-6）的变化。

2. 熟悉

石蜡包埋及石蜡切片技术，HE染色步骤及ELISA实验原理。

3. 了解

糖尿病的病理特征、发病机制、临床表现及中医药治疗等。

一、实验原理

采用链脲佐菌素（streptozotocin，STZ）腹腔注射可诱发糖尿病（diabetes mellitus，DM）。STZ是一种含亚硝基的化合物，进入体内可通过以下机制特异性地破坏胰岛β细胞。①STZ直接破坏胰岛β细胞，主要见于注射大剂量STZ后，可引起β细胞内辅酶Ⅰ（NAD）的浓度下降，NAD依赖性能量和蛋白质代谢停止，导致β细胞死亡。②通过诱导一氧化氮（NO）的合成，破坏胰岛β细胞。③STZ激活自身免疫过程，进一步导致β细胞的损害。④小剂量注射STZ可破坏少量胰岛β细胞，死亡的胰岛β细胞可作为抗原被巨噬细胞吞噬，产生Th1刺激因子，使Th1细胞系占优势而产生白介素-2（IL-2）及干扰素（IFN-γ），在胰岛局部促使炎性细胞浸润，并活化释放IL-1、TNF-α、IFN-γ、NO和H_2O_2等物质杀伤细胞。死亡细胞又可作为自身抗原，再次递呈给抗原递呈细胞进行处理，释放细胞因子，放大细胞损伤效应，最终诱发DM。本实验以高脂高糖喂养协同STZ单次腹腔注射诱导糖尿病大鼠。

石蜡切片（paraffin section）是组织学常规制片技术中最为广泛应用的方法。石蜡切片法包括取材、固定、脱水、透明、浸蜡、包埋、切片与贴片、脱蜡、染色、脱水、透明、封片等步骤。石蜡切片不仅用于观察正常细胞组织的形态结构，也是病理学和法医学等学科用以研究、观察及判断细胞组织形态变化的主要方法，而且已相当广泛地用于其他许多学科领域的研究中。活的细胞或组织多为无色透明，组织间和细胞内各种结构之间均缺乏反差，在一般光镜下不易清楚区别出来；组织离开机体后很快就会死亡和腐败，失去原有正常结构，因此，组织要经固定、石蜡包埋、切片及染色等步骤以免细胞组织死亡，而能清晰辨认其形态结构。

苏木精-伊红（hematoxylin-eosin staining，HE）染色法：苏木精染液为碱性，主要使细胞核内的染色质与胞质内的核糖体着紫蓝色；伊红为酸性染料，主要使细胞质和细胞外基质中的成分着红色。HE染色法是组织学、胚胎学、病理学教学与科研中最基本、使用最广泛的技术方法。

酶联免疫吸附实验（enzyme linked immunosorbent assay，ELISA）是将抗原或抗体结合在固相载体表面，利用抗原抗体的特异性结合以及抗体或者抗原上标记的酶催化特定底物发生显色反应，实现目标物检测的免疫分析方法，可测至皮摩尔（pmol）级别。ELISA是免疫分析的一种，分三个部分组成：免疫识别，信号输出和数据处理。ELISA可用于测定抗原，也可用于测定抗体。将已知的抗体或抗原结合在某种固相载体上，并保持其免疫活性；测定时，将待检样本和酶标抗原或抗体按不同步骤与固相载体表面吸附的抗体或抗原发生反应；用洗涤的方法分离抗原-抗体复合物和游离成分；加入酶的作用底物催化显色，进行定性或定量。

临床流行病学的研究表明，炎症因子和2型糖尿病之间有密切关系。糖尿病是一种自然免疫和低度炎症性疾病。2型糖尿病存在T淋巴细胞和巨噬细胞等免疫细胞功能缺陷，使细胞因子分泌失调。激活的免疫细胞产生的细胞因子在抑制 β 细胞分泌胰岛素及促进 β 细胞损伤中有重要作用。IL-1、IL-6及TNF-α 等炎性细胞因子通过趋化、活化淋巴细胞、中性粒细胞等，产生免疫病理损伤。

IL-1β是IL-1家族中的重要成员，由于其在炎症相关疾病中的重要作用而备受关注。IL-1β是一种主要由单核-巨噬细胞产生的重要细胞因子和多肽调节因子，具有较强的促炎活性，可诱导多种促炎介质，在细胞免疫激活中发挥调节作用。高糖时IL-1β可激活β细胞内的激酶核因子κB（NF-κB），而抑制NF-κB通路则可使β细胞免于糖毒性等多种损害，故高糖能引起β细胞凋亡，是胰岛炎症的最早证据。

IL-6可通过多种途径调节免疫细胞功能，造成胰岛免疫病理损伤。IL-6可促进T细胞、B细胞过度激活和扩增，加速细胞凋亡，促进胰岛β细胞的破坏。IL-6可促进胰岛素的产生；另一方面，作为一种炎性细胞因子，IL-6可导致胰岛损伤。IL-6可在糖尿病的发病过程中反应性升高并促进胰岛分泌胰岛素，从而生理或代偿性地维持或调整损伤胰岛功能，维持糖尿病的血糖浓度。

TNF-α是一种重要的促炎因子，也发挥着对糖脂代谢的影响。TNF-α可以抑制胰岛素信号转导，从而减少胰岛素分泌。TNF-α增加胰岛素抵抗的机制至少包括两个方面：①通过抑制脂蛋白脂酶（LPL）在抑制脂肪细胞对外源性脂质摄入的同时促进脂肪细胞内脂肪分解，导致TNF-α水平升高；②肥胖者的脂肪细胞产生的TNF-α通过内分泌和旁分泌作用抑制肌肉组织胰岛素受体的酪氨酸激酶活性，以降低胰岛素的作用。

二、实验材料

1.实验动物

SPF级Sprague-Dawley健康雄性大鼠，体重为250～300g。

2.仪器设备

血糖仪、自动组织脱水机、石蜡包埋机、石蜡切片机、恒温干燥箱、酶标仪、高速低温离心机、移液器、倒置显微镜、恒温水浴锅、摇床。

3.试剂耗材

1ml注射针管、5ml注射针管、灌注针头、生理盐水、戊巴比妥钠、STZ、蜡块、0.5%醇溶性伊红、苏木精、4%多聚甲醛、二甲苯、无水乙醇、蒸馏水、盐酸乙醇、PBS缓冲液、中性树胶、盖玻片、载玻片、TNF-α检测试剂盒、IL-1β检测试剂盒、IL-6检测试剂盒。

三、实验步骤

（一）糖尿病模型大鼠的制备

20只SD大鼠经1周适应性喂养，随机抽选8只为空白对照组，普通喂养；模型组12只高脂高糖喂养（每100g饲料：普通饲料74.5g，猪油10g，蔗糖10g，蛋黄粉5g，胆固醇0.5g）。4周末，空白对照组大鼠腹腔注射柠檬酸溶液，模型组大鼠注射STZ溶液35mg/kg（STZ粉剂溶于0.1mmol/L柠檬酸溶液，pH为4.4，避光，30分钟内打完）。72小时后，采用血糖仪于大鼠尾尖测空腹血糖（fasting blood glucose，FBG），血糖>16.7mmol/L并出现多饮、多食、多尿和体重下降者纳入糖尿病模型。

（二）取材、石蜡包埋与切片

1.取材

3%戊巴比妥钠（30mg·kg^{-1}）腹腔注射麻醉大鼠，在无菌操作台上仰卧固定，打开腹腔暴露腹主动脉，用非抗凝管采血5ml，室温静置20分钟，使用离心机以3000r/min的速度离心15分钟，取上清冻存于–80℃冰箱。打开胸腔暴露心脏，止血钳夹住左心室，剪开左心室和右心耳，经左心室–升主动脉插管灌注固定。先快速灌注生理盐水100ml，再灌注4℃的4%多聚甲醛300ml，前1/3快速灌注，后2/3慢速灌注，持续滴注30分钟后，取出心脏，分离出左室心肌组织，于左室赤道面横切，取适量左室肌组织放入4%多聚甲醛溶液中固定。取出部分肝脏组织放入10%甲醛溶液中固定。

2. 石蜡包埋

取出固定后的心脏和肝脏组织，切成5mm厚度的薄片放入组织夹中经乙醇脱水，二甲苯透明：

依次入75%乙醇30分钟；

85%乙醇30分钟；

95%乙醇40分钟；

100%乙醇Ⅰ脱水40分钟；

100%乙醇Ⅱ脱水40分钟；

100%乙醇与二甲苯混合液（1∶1）30分钟；

二甲苯Ⅰ30分钟；

二甲苯Ⅱ30分钟使组织块透明

二甲苯与石蜡混合液（1∶1）30分钟；

石蜡Ⅰ30分钟；

石蜡Ⅱ30分钟，使组织浸蜡。

将组织取出，平放于包埋盒中，加入融化的硬蜡，凝固后取出，做好标记。

3. 石蜡切片

切片前，打开水浴锅，使水温维持在40~45℃。另准备30%乙醇溶液放于切片机旁的桌面上。

（1）将已固定和修好的石蜡块装在切片机的夹物台上。

（2）将切片刀固定在刀夹上，刀口向上。

（3）摇动螺旋，使石蜡块与刀口贴近，但不可超过刀口。

（4）调整石蜡块与刀口之间的角度与位置，刀片与石蜡切片成15°左右。

（5）调整厚度调节器到所需的切片厚度，一般为5μm。

（6）一切调整好后可以开始切片。此时右手摇动转轮，让蜡块切成蜡带，左手持毛笔将蜡带提起，摇转速度不可太急，通常以40~50r/min为宜。

（7）切成的蜡带到20~30cm长时，右手用另一支毛笔轻轻将蜡带挑起，以免卷曲，并牵引成带，平放在蜡带盒上，靠刀面的一面较光滑，朝下，较皱的一面朝上。

（8）用小镊子夹取预先用刀片割开的蜡带，放在乙醇溶液的水面上，使切片展开。小镊子轻轻地将连在一起的切片分开，用一个载玻片将切片完整，已展开的切片捞至温水中，使之充分展开。

（9）另取洁净的载玻片，捞起展开的切片，使其位于切片1/3处，另一端（磨边，粗糙的一端）磨面上标记或贴上标签，放于切片架上烘干备用。

切片工作结束后，应将切片刀取下用氯仿擦去刀上沾着的石蜡，把切片机擦拭干净妥善保存。

（三）肝脏和心肌HE染色流程

取肝脏和心脏切片，恒温箱60℃烤片60分钟。

1. 脱蜡至水：二甲苯Ⅰ5分钟，二甲苯Ⅱ5分钟，二甲苯Ⅲ5分钟，无水乙醇1分钟，95%乙醇1分钟，75%乙醇1分钟，自来水冲洗数秒；

2. 苏木精染色5分钟后流水冲洗；

3. 1%盐酸乙醇分化，水洗反蓝；

4. 伊红浸染5秒，充分水洗；

5. 75%、85%、95%、100%Ⅰ、100%Ⅱ梯度乙醇脱水各2分钟；

6. 二甲苯Ⅰ、Ⅱ透明各5分钟；

7. 中性树胶封片；

8. 显微镜下观察并拍照。

（四）ELISA法检测大鼠血清TNF-α、IL-1β、IL-6含量

1. 取出冻存在-80℃冰箱中的大鼠血清，冰盒解冻。

2. 参照试剂盒配置标准品。

3. 酶标板中加入标准品或待测样品100μl，将反应板充分混匀后置37℃ 120分钟。

4. 充分洗板后，每孔中加入一抗体工作液100μl。将反应板充分混匀后置37℃，60分钟后，洗板。

5. 每孔加酶标抗体工作液100μl。将反应板置37℃，30分钟，充分洗板。

6. 每孔加入底物工作液100μl，置37℃暗处反应15分钟。

7. 每孔加入100μl终止液混匀。30分钟内用酶标仪在450nm处测吸光值。

8. 绘制标准曲线：在Excel工作表中，以标准品浓度作横坐标，对应OD值作纵坐标，绘制出标准品线性回归曲线，按曲线方程计算各样本浓度值。

四、实验结果

1. 肝脏HE染色结果

对照组大鼠肝小叶结构清晰，肝索排列规则，肝细胞绕中央静脉呈放射状排列，

细胞大小均匀，胞核呈圆形；模型组肝小叶结构消失，肝细胞形态不规则，细胞肿胀呈弥漫性大泡样脂肪变性。肝细胞发生嗜酸性变，散布在肝小叶内，多累及单个或几个肝细胞，肝细胞胞浆水分脱失浓缩，嗜酸性染色增强，胞浆颗粒性消失。

2. 心肌HE染色结果

空白对照组HE染色后在光镜下可见心肌细胞结构整齐，毛细血管充血；模型组组可见心肌细胞肥大、变性及凋亡，间质纤维化、结构紊乱，毛细血管充血、基底膜增厚。

3. ELISA法检测大鼠血清TNF-α、IL-1β、IL-6含量结果

显示：模型组大鼠IL-1β、TNF-α和IL-6的表达水平明显升高。

五、注意事项

1. 固定剂应有足够的量，一般为组织块体积的10~15倍。

2. 根据组织的不同和实验目的的不同，选取不同的固定剂。

3. 固定时间依材料大小、固定剂种类而异，可从1小时到几小时不等。有时中间需要更新固定剂。某些固定剂对组织的硬化作用较强，作用时间应严加控制，不能过长。

4. 取材切面要平整，厚度不宜超过5mm，否则脱水效果不能保证。

5. 在染色过程中不要让切片干燥，以免切片收缩、变形，影响组织形态。

6. 出现切片污染，污染物遮盖该部位的细胞或组织难以观察其形态改变。应定期过滤各种染液和试剂以避免其中沉淀物所引起的污染。

7. 封片时，要用中性树脂，防止日后褪色。盖片要选大于组织块的面积，如漏出一部分不久将会褪色，所用树脂浓度要适当，树脂封固时不能有气泡。

六、思考与练习

1. 糖尿病大鼠动物模型的建立有哪些方法？

2. 糖尿病大鼠心肌发生形态学改变的机制是什么？

3. 糖尿病大鼠肝脏结构发生形态学改变的机制是什么？

4. 糖尿病大鼠外周血中TNF-α、IL-1β、IL-6含量变化的机制及意义是什么？

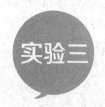

实验三 胶原诱导型关节炎大鼠关节、肺部病变及血清中炎症因子水平的研究

实验目的

1. 掌握

胶原诱导型关节炎（CIA）大鼠模型的制备；

大鼠肺部取材基本操作；

ELISA基本操作及酶标仪使用。

2. 熟悉

CIA大鼠的关节炎评估指标；

CIA大鼠肺部组织中相关病理基因及CIA大鼠血清中TNF-α、IL-1β、IL-8和IL-17炎症因子表达水平的改变。

3. 了解

诱导式类风湿关节炎大鼠模型的不同制备方法；

ELISA检测的类型和原理。

一、实验原理

类风湿关节炎（rheumatoid arthritis，RA）是一种自身免疫性疾病，表现为对称性关节的慢性关节滑膜炎症，而且以炎症的持续反复发作为主要特征。RA完整的发病机制并不明确，其病程表现为关节滑膜增生和血管翳形成，继而造成关节软骨的破坏，最终导致骨、关节坏死而致残。国内外展开了很多相关药物治疗的研究，实验动物模型的合理选择成为RA研究的基本保证。常用模型多为啮齿类动物，这类模型具有以下优点：体型较小、适合群养，价格优惠可以减少研究投入；大/小鼠和人的关节炎易感基因型高度一致，通过现代基因修饰技术对模型动物的改良可以阐明免疫介导的关节炎分子作用机制；造模操作规程简单成熟，方便实验重复。

　　诱导式关节炎模型可根据造模物质的不同进行分类，常见的有佐剂诱导型（adjuvant-induced arthritis，AA）、胶原诱导型（collagen-induced arthritis，CIA）和胶原抗体诱导型关节炎（collagen antibody induced arthritis，CAIA）。其中CIA模型大鼠的组织和免疫学改变与人RA最接近，AA模型的病情表现最为显著和持久。

　　CIA模型是由Trentham等于1977年首次建立的实验性关节炎动物模型。通过皮下注射Ⅱ型胶原和等量CFA的混合液来建造，来源于鸡、牛和大鼠的Ⅱ型胶原均能引起关节炎症。CIA是MHC相关型，以T/B淋巴细胞介导的关节炎症侵蚀为主要特征，Ⅱ型胶原免疫诱发关节炎的产生和发展都依赖于自身T细胞和B细胞的激活。去除T细胞或去除B细胞，动物都不能用Ⅱ型胶原免疫诱发关节炎病变。CIA的病理改变表现为关节滑膜的T细胞，B细胞的增生、浸润。CD4$^+$细胞是CIA的主要调节因素，而抗CⅡ自身抗体、炎性细胞因子等体液免疫因素也在其病理过程中起到重要作用。

　　本实验CIA大鼠模型采用牛Ⅱ型胶原免疫诱导构建。选择8周龄雄性Sprague-Dawley大鼠，CIA建立前，采用1%戊巴比妥钠（40mg/kg）腹腔注射麻醉大鼠。Ⅱ型胶原在0.05mol/L乙酸中溶解至4mg/ml。采用电动均质器，将等量的不完全弗氏佐剂（IFA）乳化制备胶原蛋白，取0.1ml乳状液分别于第0日和第7日尾部皮下接种于CIA大鼠，空白对照大鼠在同一部位注射等量的生理盐水。

　　实时荧光定量PCR（real-time PCR）是指在PCR反应体系中加入荧光基团，利用荧光信号积累实时监测整个PCR进程，最后通过标准曲线对未知模板进行定量分析的方法。由于在PCR扩增的指数时期，模板的C_t值和该模板的起始拷贝数存在线性关系，所以成为定量的依据。

　　实时荧光定量PCR所使用的荧光物质可分为两种，即荧光染料和荧光探针。现将其原理简述如下。

　　SYBR荧光染料：在PCR反应体系中，加入过量SYBR荧光染料，SYBR荧光染料非特异性地掺入DNA双链后，发射荧光信号，而不掺入链中的SYBR染料分子不会发射任何荧光信号，从而保证荧光信号的增加与PCR产物的增加完全同步。SYBR仅与双链DNA进行结合，因此可以通过溶解曲线，确定PCR反应是否特异。

　　TaqMan荧光探针：PCR扩增时加入一对引物的同时加入一个特异性的荧光探针，该探针为一寡核苷酸，两端分别标记一个报告荧光基团和一个淬灭荧光基团。探针完整时，报告基团发射的荧光信号被淬灭基团吸收；PCR扩增时，Taq酶的5'→3'外切酶活性将探针酶切降解，使报告荧光基团和淬灭荧光基团分离，从而荧光监测系统可接收到荧光信号，即每扩增一条DNA链，就有一个荧光分子形成，实现了荧光信号的累积与PCR产物形成完全同步。

　　酶联免疫吸附实验（enzyme linked immunosorbent assay，ELISA）是将抗原或抗体结合在固相载体表面，利用抗原抗体的特异性结合以及抗体或者抗原上标记的酶催化特定底物发生显色反应，实现目标物检测的免疫分析方法，可测至皮摩尔（pmol）级别。ELISA已广泛用于检测各种微量蛋白的含量，其样本的来源广泛，如血清、血浆、尿液、胸腹水、脑脊液等。根据检测要求可分为多种类型，目前主要有四种ELISA检测类型，即直接法、间接法、夹心法和竞争法。

ELISA是免疫技术与酶催化放大信号相结合的一项现代检测技术，待测物在固相载体表面仍保持其免疫学活性，酶标记的抗原或抗体既保留酶的活性又保留免疫学活性。ELISA可用于测定抗原，也可用于测定抗体。①将已知的抗体或抗原结合在某种固相载体上，并保持其免疫活性。②测定时，将待检样本和酶标抗原或抗体按不同步骤与固相载体表面吸附的抗体或抗原发生反应。③用洗涤的方法分离抗原-抗体复合物和游离成分。④加入酶的作用底物催化显色，进行定性或定量。

炎症细胞因子是指参与炎症反应的各种细胞因子，用于诱导T细胞活化增殖、分化等。在RA中，TNF-α主要由患者PBMC和关节滑膜巨噬细胞分泌，TNF-α通常在关节病理组织中表达。TNF-α主要参与RA发病的三个病理过程。第一，TNF-α可增加血管内皮细胞黏附分子的表达，使血液中的白细胞通过与黏附分子的相互作用而集中到关节腔内。第二，TNF-α可刺激结缔组织细胞和多形核细胞产生前列腺素等小分子，并作为炎症的介质。第三，TNF-α刺激滑膜细胞和软骨细胞，减少破骨细胞的糖蛋白合成，增加糖蛋白降解，并产生胶原酶和其他中性蛋白酶释放骨钙，导致骨和软骨的破坏。IL-1β除了在先天性免疫应答中起重要作用外，还通过影响Th17和Th1诱导的免疫应答参与适应性免疫应答。IL-8能刺激中性粒细胞、T淋巴细胞和嗜酸性粒细胞的趋化，促进中性粒细胞脱颗粒，释放弹性蛋白酶，损伤内皮细胞，使微循环血流瘀滞，组织坏死，造成器官功能损伤。在参与机体免疫应答的各种免疫细胞中，$CD4^+$ T细胞作为效应T细胞发挥关键作用，Th17细胞是一种新型的$CD4^+$ T细胞，其分泌的IL-17因子，能够作为介质调控机体的免疫调节，与其受体结合活化信号传递发挥生物学功能，调节炎症、感染等病理过程，是自身免疫病中重要的调控机制。IL-17表达和功能的异常在RA的发病机制中发挥重要作用。

二、实验材料

1.实验动物

SPF级Sprague-Dawley雄性大鼠，体重为250～300g。

2.仪器设备

电动均质器，冷冻离心机，Eppendorf逆转录仪，Roche罗氏LightCycler 96荧光定量PCR仪和酶标仪等。

3.试剂耗材

戊巴比妥钠，牛Ⅱ型胶原，不完全弗氏佐剂，生理盐水，注射器，医用剪刀，镊子，止血钳，TRIzol试剂，氯仿，异丙醇，乙醇，引物，逆转录试剂盒，PCR试剂盒和ELISA试剂盒等。

三、实验步骤

1. CIA大鼠模型的制备

（1）乳剂制备 从4℃冰箱中取出液体型牛Ⅱ型胶原和不完全弗氏佐剂（IFA）以1:1的比例混合相同的量后，于冰浴条件下用匀浆机间断式充分乳化，制成乳剂。

（2）CIA大鼠制备 在离大鼠尾根部约1cm处皮下注射0.1ml乳剂。7日后，在第一次免疫的相近部位注射0.1ml的乳剂以加强免疫。

2. 大鼠肺部组织取材

（1）麻醉大鼠后，剃去腹部的毛，解剖腹腔，腹主动脉取血。

（2）打开胸腔，仔细去除肺组织周围的脂肪、膈膜和气管，取出完整肺部组织。

3. 大鼠腹主动脉取血

（1）麻醉及固定 将大鼠腹腔注射3%戊巴比妥纳，0.2ml/100g麻醉，注射麻醉剂后，直到身体全身变软，方可把大鼠仰卧固定在手术台上。

（2）剪开腹部，寻找动脉 "V"字型剪开大鼠腹腔，用脱脂棉球轻轻地将肠管及脂肪推向鼠左侧腹部，在脊柱前可见有两条较大的血管，靠右边颜色稍白的1条即为腹主动脉。

（3）进针 将采血针针尖端向上，在髂骨总动脉分支前方进针。沿着腹主动脉向心性缓慢向前移动，针尖插入稍深一些，防止刺破血管壁。由于针尾部分已被密闭乳胶管包在里面，血液不会自动流出。

（4）抽血 将采血针刺入真空采血管中，由于管中负压血液流出。采足血样后，将针头退出血管。

4. 血清处理

（1）采集血样后，室温血样自然凝固10~20分钟；4℃，3000g，离心20分钟。

（2）离心后取上层清液（一般为淡黄色），转移至另一干净1.5ml离心管中，每个样本至少需取500μl生物量，准确记录并进行编号。血样在室温放置不超过3小时，4℃保存不应超过24小时，以防止血液中的代谢物发生变化。

（3）冷冻样本，将血清样本置于-80℃冰箱冰冻保存。

5. RNA提取

（1）参照TRIzol试剂说明书进行，用匀浆器将组织在1.5ml无酶离心管中磨碎，加入TRIzol处理组织（80mg+1ml TRIzol试剂）。

（2）离心机4℃预冷，5分钟后加入氯仿（0.2ml），混匀振荡30秒，然后4℃，12000g，离心15分钟，样品即分成水样层、中间层和有机层。

（3）转移上层水相至另一干净无酶离心管中，加入等体积异丙醇，涡旋混匀后室温静置10分钟，然后4℃，12000g，离心15分钟。

（4）弃去离心后上清液，加入1ml 4℃预冷的DEPC水配置75%乙醇，涡旋混匀，然后4℃，12000g，离心5分钟，弃去离心后上清液，室温干燥。

（5）提取的RNA加适量DEPC水溶解，-80℃保存。

6. 逆转录反应

（1）将RNA样品和逆转录所用试剂置于冰上解冻，使用前应将所有试剂涡旋振荡混匀，并简单离心收集附于管壁上的液体。按照如下体系（以反转录试剂盒为例）在无酶离心管中冰上配制以下反应体系。

组分	体积
Total RNA/mRNA	5μl
DEPC-treated water	Up to 13μl
5 × Reaction Mix	4μl
Enzyme Mix	3μl

（2）将无酶离心管置于逆转录仪中排放整齐，运行如下程序。

温度	时间
25℃	10min
55℃	15min
85℃	5min

（3）得到的cDNA产物可立即进行PCR检测，或在-20℃保存，cDNA应避免反复冻融。

7. 实时荧光定量PCR（real-time PCR）

（1）SYBR荧光染料法，配制real-time PCR反应体系（biosharp Universal STBR qPCR试剂盒为例）。将所有试剂qPCR MasterMix、ROX Reference Dye、模板、引物和RNase-Free ddH$_2$O，在室温下溶解，置于冰上进行反应液的配制，盖上8联反应管，轻柔混匀。可瞬时离心，确保所有样品均在管底。

组分	20μl体系
2 × Universal SYBR qPCR Mix	10μl
Primer F	0.5μl
Primer R	0.5μl
cDNA模板	1μl
RNase-Free ddH$_2$O	8μl

注意：使用Roche罗氏LightCycler 96荧光定量PCR仪器仪时体系中无需添加ROX Reference Dye。

（2）将8联管对称放置于Roche罗氏LightCycler 96荧光定量PCR仪，设置程序进行real-time PCR反应。

（3）反应结束后采用$2^{-\Delta\Delta Ct}$方法对结果进行分析。

8. ELISA检测

以双抗夹心法（96T）为例进行介绍（具体操作参考试剂盒说明书）。

（1）标准品的稀释　酶标板中设置5个标准品浓度梯度，每个浓度设置一个复孔。在第一、二孔中分别加入100μl的标准品，再向第一、二孔中分别加入50μl的标准品稀释液，混匀；从第一、二孔中各取100μl分别加入第三、四孔，先在三、四孔中分别加入50μl的标准品稀释液，混匀，再从第三、四孔中弃掉50μl；从第三、四孔中各取50μl分别加入第五、六孔，在五、六孔中分别加入50μl的标准品稀释液，混匀；从第五、六孔中各取50μl分别加入第七、八孔，在七、八孔中分别加入50μl的标准品稀释液，混匀；从第七、八孔中各取50μl分别加入第九、十孔，先在九、十孔中分别加入50μl的标准品稀释液，混匀，再从第九、十孔中弃掉50μl。

（2）加样　分别设空白孔（空白对照孔不加样本及酶标试剂，其余各步操作相同）、待测样品孔。在酶标包被板上待测样品孔中先加样品稀释液40μl，然后再加待测样品10μl（样品最终稀释度为5倍）。加样将样品加于酶标板底部，尽量不触及孔壁，轻轻晃动混匀。

（3）加酶　每孔加入酶标试剂50μl，空白孔除外。

（4）温育　用封板膜封板后置于37℃温育30分钟。

（5）配液　将30倍浓缩洗涤液用蒸馏水30倍稀释后备用。

（6）洗涤　小心揭掉封板膜，弃去液体，拍干，每孔加满洗涤液，静置30秒后弃去，如此重复5次，拍干。

（7）显色　每孔先加入显色剂A 50μl，再加入显色剂B 50μl，轻轻震荡混匀，37℃避光显色10分钟。

（8）终止　每孔加终止液50μl，终止反应。

（9）测定　以空白孔调零，450nm波长依序测量各孔的吸光度（OD值）。测定应在加终止液15分钟以内进行。

四、实验结果

1. CIA模型大鼠制备成功。

2. CIA模型大鼠肺部组织病理基因mRNA较正常组大鼠肺部组织应显著高表达；促炎因子mRNA较正常组大鼠肺部组织应显著高表达，抗炎因子mRNA较正常组大鼠肺部组织显著低表达。

3. 与正常组大鼠相比，CIA模型大鼠血清中TNF-α、IL-1β、IL-8和IL-17炎症因子表达升高。

五、注意事项

1. CIA大鼠模型制备

（1）混匀乳剂时需冰上操作，电动混匀器应间歇性混匀，防止温度过高。

（2）大鼠尾部应皮下注射，而非静脉注射。

2. 大鼠肺部组织取材

（1）取材前先进行腹主动脉取血。

（2）取材时注意消除肺部组织周围多余的脂肪、膈膜和气管。

3. 逆转录和RT-qPCR

（1）RNA样品和逆转录所用试剂置于冰上解冻，体系混匀置于冰上操作。

（2）RT-qPCR所有试剂在室温下溶解，体系混匀置于冰上操作。

4. ELISA检测

（1）试剂盒从冷藏环境中取出，应在室温平衡15～30分钟后方可使用，酶标包被板开封后如未用完，板条应装入避光密封袋中保存。

（2）浓缩洗涤液可能会有结晶析出，稀释时可在水浴中加温助溶，洗涤时不影响结果。

（3）封板膜一次性使用，以避免交叉污染。

（4）严格按照说明书的操作进行，试验结果判定必须以酶标仪读数为准。

六、思考与练习

1. 类风湿关节炎大鼠模型除CIA模型，还有AA和CAIA等模型，不同模型有何区别？

2. 有哪些方法或指标可以用来评估类风湿关节炎？

3. PCR的扩增曲线、熔解曲线、标准曲线分别有什么意义？

4. 不同的炎症因子在RA中表达有何不同？

5. 炎症因子水平还可以用哪些方法检测？

实验四 瓦伯格效应在肝癌防治中的重要作用

实验目的

1. 掌握

瓦伯格效应在肝癌发生发展中的作用以及瓦伯格效应的评估方法；

人肝癌细胞培养的技术和原理；

贴壁细胞和悬浮细胞不同的传代方法。

2. 熟悉

细胞冻存和复苏技术、原理；

Western blot法检测蛋白水平的技术和原理。

3. 了解

细胞计数技术；

细胞培养基的配制方法；

BCA蛋白定量的技术和原理。

一、实验原理

瓦伯格效应，又称有氧糖酵解，是指肿瘤细胞即使在有氧情况下也不利用线粒体氧化磷酸化产能，转而利用糖酵解。它是肿瘤的一大特征。研究瓦伯格效应中关键点有助于揭示肿瘤细胞转移的机制，为肿瘤的靶向性治疗提供方向和策略。

M2型丙酮酸激酶（PKM2）在癌细胞的糖代谢过程中发挥关键性作用。PKM2在多种肿瘤细胞中表达上调，且能够促进肿瘤的发生发展，抑制PKM2的活性有利于肿瘤治疗。

乳酸脱氢酶（LDH）是糖酵解过程最后一步反应的催化酶，能够将丙酮酸转化为乳酸。LDH有5种同工酶，其中LDHA与肿瘤的发生最为密切，也与肿瘤的侵袭和预后相关。

本实验是通过比较体外培养的人肝癌细胞和人正常肝细胞中PKM2和LDHA表达

水平的不同，评估瓦伯格效应在肝癌发生发展中的作用。

细胞体外培养从细胞复苏开始。细胞复苏是通过快速融化的手段保证细胞外结晶在很短时间内融化，以避免由于缓慢融化使水分渗入细胞重新结晶对细胞造成的损害。

细胞培养类型分为贴壁培养和悬浮培养。贴壁培养主要适用于贴壁依赖性的细胞。贴壁培养的细胞当长成致密单层后会发生接触抑制。为使细胞能继续生长，同时也将细胞数量扩大，需进行传代再培养。贴壁细胞的传代方式采用酶消化法。

悬浮培养主要适用于非贴壁依赖性的细胞。细胞悬浮于培养液中，在振荡的条件下培养。当细胞悬浮培养至一定密度时进行直接分瓶传代。

细胞冻存是将细胞储存在低温环境中，减少细胞代谢，实现长期储存的一种技术。细胞冻存常采用分级降温的形式，直到温度低至$-70\,℃$。但随着温度降低，细胞内外的水分会结晶，造成细胞膜和细胞器的破坏，引起细胞死亡，特别是$-20\,℃\sim0\,℃$的阶段。在细胞冻存时需添加冷冻保护剂。常见的冷冻保护剂是甘油或二甲基亚砜（DMSO）。

细胞计数是用等渗稀释液将细胞培养液稀释一定倍数，充入细胞计数池，计数一定体积内的细胞，经换算求出每升细胞培养液中细胞数量。

细胞培养基是提供细胞营养和促进细胞生长增殖的物质基础，主要包括天然细胞培养基、合成细胞培养基和无血清细胞培养基。其中合成细胞培养基组分稳定，主要包括糖类、必需氨基酸、维生素、无机盐类等，是现代常用的细胞培养基，如DMEM、PRMI1640等。在使用时还需添加一定量的血清。

Western blot（也称为蛋白质免疫印迹）是一种常用分离和鉴定蛋白质的技术。它利用SDS-聚丙烯酰胺凝胶电泳分离指定样品中包含的各种蛋白质，然后将分离的蛋白质转移到PVDF膜上，将膜与目标蛋白质的特异抗体一起孵育。Western blot条带的粗细对应于蛋白质含量。

蛋白含量（BCA法）检测原理：碱性条件下，蛋白质中半胱氨酸、胱氨酸、色氨酸、酪氨酸以及肽键，能将Cu^{2+}还原成Cu^+；两分子的BCA与Cu^+结合，生成紫色络合物，在562 nm处有最强吸收峰。

二、实验材料

1.实验用细胞

各种人肝癌细胞、人正常肝细胞。

2.仪器设备

细胞培养间、高压灭菌锅、恒温水浴箱、倒置显微镜、超净工作台、细胞计数板、液氮细胞储存罐、离心机、细胞培养箱、二氧化碳气瓶、超低温冰箱、常规冰箱，程序降温盒、制冰机、细胞破碎仪、垂直板电泳仪、湿转转膜仪、翻转摇床、Western blot成像分析仪、酶标仪。

3.试剂耗材

PRMI 1640、DMEM、胎牛血清、PBS、HEPES、0.25％胰蛋白酶、1ml规格枪头、200μl规格枪头、20μl规格枪头、微孔滤膜及滤器、10cm直径细胞培养皿、6cm直径细胞培养皿、3.5cm直径细胞培养皿、15ml离心管、1.5ml EP管、500ml规格蓝口瓶、200ml规格蓝口瓶、DMSO、封口膜、细胞冻存管、13ml规格移液管、自动移液枪、酒精灯、青链霉素双抗、70%乙醇、细胞裂解液、96孔板、BCA蛋白定量试剂盒、6×上样Buffer、蛋白分子Marker、PVDF膜、1×TBS、化学发光试剂盒、PKM2一抗、LDHA一抗、辣根过氧化物酶标记二抗、GADPH内参一抗、脱脂奶粉、N, N'-甲叉双丙烯酰胺、SDS、1.5mol/L Tris-HCl（pH=8.8）、0.5mol/L Tris-HCl（pH=6.8）、Tris碱、甘氨酸、Tween-20、甲醇、氯化钠、去离子水。

三、实验步骤

（一）人肝癌细胞和人正常肝细胞的复苏

1. 将水浴锅预热至37℃；配制完全培养基50ml（PRMI 1640培养基+10% FBS+1%双抗）；取一支15ml离心管，加入7ml培养基，37℃培养箱预热。

2. 从液氮罐或-80℃冰箱中取出细胞冻存管，迅速转移至水浴锅中化冻，不时摇动，加速其融化至还有一小块冰（直径3~4mm）时停止复苏，喷洒酒精后转移至细胞间的超净工作台。

3. 用酒精棉球擦拭冻存管，拧开瓶盖。取适量预热后的培养基加入冻存管混匀后加至离心管中，1500r/min条件下离心8分钟。

4. 弃去上清液，轻轻敲击离心管底部使细胞散开，根据细胞量加入适量培养基重悬计数。

5. 根据推荐接种密度接种于培养瓶或培养皿中，加入适量培养基，放入CO_2培养箱培养。

（二）人肝癌细胞和人正常肝细胞计数

1. 使用70%乙醇将盖玻片和细胞计数板清洁、晾干备用；将晾干的盖玻片轻轻覆盖至血细胞计数器上。

2. 将细胞悬液混匀后，用干净微量吸管将细胞悬液充入计数池，避免空泡或外溢，充池后静置2~3分钟后计数。

3. 在100倍显微镜下，移动计数板将视野对准计数板的中央大方块，该方块四周有一圈3条平行线包围，中间有密集的网格。中央方块区差不多刚好可以填满整个视野（下图标记的3号位置）。

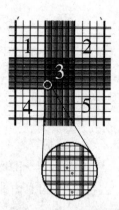

分别计数大方格1.2.4.5中的细胞数。为降低计数误差，应将细胞浓度调整为20~50个/大方格。重复记录另一侧计数池中的细胞数，总计8个大方块，然后取均值。计数原则为"数上不数下，数左不数右"；如果有多个细胞没有吹散而成团存在，此时只可记为一个细胞。如果团块很多，则需重新吹打甚至重新取样消化直至绝大多数细胞为单个细胞。

（三）人肝癌细胞和人正常肝细胞传代培养

1. 待细胞长成致密单层后，弃除培养瓶或培养皿中的旧培养液，以PBS洗一遍。

2. 向培养瓶或培养皿内加入适量0.25%胰蛋白酶消化液（以刚好覆盖细胞表面为适），转入细胞培养箱放置2分钟后，倒去多余消化液，剩余的液体继续作用，并于倒置显微镜下观察细胞消化变化。当观察到单层细胞大部分出现胞质回缩，细胞变成圆球形、细胞间隙增大现象时需终止消化。

3. 加完全培养液1ml终止细胞消化，用吸管头有序地吹打瓶壁细胞（从瓶底到瓶口，从瓶的一侧到另一侧，注意吹打边角细胞），避免用力过猛或产生大量气泡。

4. 将消化下来的细胞分别接种到两到三个新的培养瓶或培养皿内，并加入适量完全培养液，放于37℃、5% CO_2的细胞培养箱中继续培养。

（四）人肝癌细胞和人正常肝细胞的冻存

1. 取生长状态良好的细胞进行冻存。待细胞培养至对数生长期，用移液枪吸出旧培养液加PBS冲洗2次。

2. 按上述方法以0.25%胰蛋白酶进行细胞消化。消化终止后液体转移至离心管，1000r/min离心5分钟。

3. 弃去离心管上清液，加1ml的冻存液重悬细胞，移到冻存管，标记细胞名称和冻存时间、代次、操作人员等，置于程序降温盒，放入-80℃冰箱，至少6小时后转移至液氮罐长期保存。

（五）人肝癌细胞和人正常肝细胞的蛋白抽提

1. 培养的细胞以预冷的PBS清洗2次，小心倾去PBS。

2. 配置含抑制剂的蛋白质抽提试剂（1ml抽提试剂中加入5μl蛋白酶抑制剂混合液，5μl PMSF和5μl磷酸酶混合液）。

3. 细胞中加入预冷的含抑制剂的蛋白质抽提试剂（10^7个细胞中加入1ml抽提试剂；5×10^6个细胞中加入0.5ml抽提试剂），轻轻摇动5分钟。

4. 用一预冷的细胞刮刀将贴壁细胞刮下来，收集到EP离心管中在细胞破碎仪超声（100~200w）3秒，超声2次进行裂解。

5. 裂解液于预冷的离心机中14000g离心15分钟。弃去沉淀，上清液立刻转移入新的离心管中保存待用。

（六）蛋白BCA定量

取96孔酶标板，按下表加入试剂。

管号	1	2	3	4	5	6	7	8
标准蛋白溶液（μl）	0	1	2	4	8	12	16	20
蒸馏水（μl）	20	19	18	16	12	8	4	0
BCA试剂（μl）	200							
蛋白质浓度（mg/ml）	0	0.025	0.05	0.1	0.2	0.3	0.4	0.5

2. 上述试剂加完后，准确吸取20μl样品溶液于酶标孔中，加入BCA试剂200μl，轻摇，于37℃保温30~60分钟，冷却至室温后，以空白为对照，在酶标仪上562nm处比色，以牛血清白蛋白含量为横坐标，以吸光值为纵坐标，绘制标准曲线。以标准曲线空白为对照，根据样品的吸光值从标准曲线上查出样品的蛋白质含量。

3. 以测定管吸光度值，查找标准曲线，求出待测样品中蛋白质浓度（g/L）。

（七）Western blot检测瓦伯格效应标记分子PKM2、LDHA蛋白水平

1. 相关Buffer配制

（1）1mol/L Tris-HCl，pH=7.6（1000ml）：121.1g Tris-Base，8000ml去离子水（dH_2O），用1mol/L盐水滴定至pH=7.6，定容至1 L；

（2）0.5mol/L Tris-HCl，pH=6.8（1000ml）：60.6g Tris-Base，8000ml去离子水（dH_2O），用1mol/L盐酸滴定至pH=6.8，定容至1L；

（3）电泳缓冲液（5000ml）：15.1g Tris-Base，94g Glycine，50ml 10% SDS溶液，去离子水（dH_2O）溶解、定容至5L；

（4）5×湿转缓冲液（1000ml）：29.1 g Tris-Base，94g Glycine，去离子水（dH$_2$O）溶解、定容至1L；

（5）1×湿转缓冲液（1000ml）：200ml 5×湿转缓冲液，200ml甲醇，600ml去离子水（dH$_2$O）；

（6）TBS缓冲液：6.05g Tris-Base，8.76 g氯化钠，800ml去离子水（dH$_2$O）溶解，1 M盐酸滴定pH至7.6，去离子水（dH$_2$O）定容至1L；

（7）0.1% TBST缓冲液：1ml Tween-20，1000ml TBS缓冲液。

2. SDS-PAGE胶的制备

（1）分离胶（下层胶）配制（10ml）

试剂	6%	8%	10%	12%	15%
水（ml）	5.2	4.6	3.8	3.2	2.2
30%Acr-Bis9（37.5:1）（ml）	2.0	2.6	3.4	4	5
1.5mol/L Tris, pH8.8（ml）	2.6				
10%SDS（μl）	100				
TEMED（μl）	10				
10%APS（μl）	100				

（2）浓缩胶（上层胶）配制（浓度为5%，5ml）

试剂	体积
30%Acr-Bis9（37.5：1）（ml）	0.67
水（ml）	2.975
0.5mol/L Tris, pH 6.8（ml）	1.25
10%SDS（μl）	50
TEMED（μl）	5
10%APS（μl）	50

3. SDS-PAGE聚丙烯酰胺凝胶电泳

（1）按上表制备分离胶（5ml/gel）。

（2）小心注入分离胶，留2cm左右的空间（制胶架红色边框下缘）给浓缩胶，顶层覆盖去离子水。静置约30分钟。

（3）按上表制备浓缩胶（2ml/gel）。

（4）将浓缩胶注入分离胶上端，注意避免气泡。

（5）插入梳子，待浓缩胶凝固（胶与梳子之间有明显的分界，加上分离胶的凝固时间要大于2小时），用双蒸水将孔洗净，去除凝胶碎片，然后用滤纸吸干水。

（6）将胶放入电泳槽，上下槽均加入1×电泳缓冲液。

（7）上样　Marker孔中取5μl prestained marker加入适量1×上样buffer，使得总体积与sample孔一样。Sample上样量一般为15~25μl，先用heating block 95℃煮5~10分钟，期间振荡一次，然后快速离心再上样跑胶。

（8）电泳　开始为恒压60~80V，当跑过浓缩胶后，将电流加大到100~120V，目标蛋白跑到分离胶的2/3的位置即可。

4. 膜转移

（1）切胶，按Marker指示和目的条带的位置切胶，将洗脱的胶浸入转膜缓冲液中15分钟。

（2）PVDF膜做好记号后先浸入甲醇中1分钟，再连同4张3mm滤纸和海绵浸入转移缓冲液中15分钟。

（3）制备"夹心饼"　依次按如下顺序：纤维垫—滤纸—PVDF膜—凝胶—滤纸—纤维垫。

注意：每加一种物品都要对齐，确保没有气泡。

（4）转膜　转膜时间根据不同蛋白分子量确定。

5. 膜封闭和抗体孵育

（1）5ml奶粉封闭液室温孵育2小时或者4℃平缓摇动过夜。

（2）加入5ml一抗稀释缓冲液（抗体根据说明稀释），室温2小时或者4℃平缓摇动过夜，回收一抗。

（3）10ml的TBST洗膜3次，每次5分钟。

（4）加入二抗（一般为1∶2000稀释），室温平缓摇动1小时。

（5）10ml的TBST洗膜3次，每次5分钟。

6. 显影

2.5ml ECL-A和2.5ml ECL-B混合，避光。ECL混合液倒入小盒中，膜用吸水纸稍微吸干放入ECL混合液中室温摇动5分钟（使得ECL均匀地铺过膜）。根据条带的亮度来调整曝光时间。

四、实验结果

1. 与人正常肝细胞相比，人肝癌细胞中的PKM2蛋白水平显著提高。

2. 与人正常肝细胞相比，人肝癌细胞中的LDHA蛋白水平显著提高。

五、注意事项

1. 细胞复苏

（1）实验前做好准备工作，如预热水浴锅、配制并预热培养基及实验器材的准备，避免因实验准备不充分导致细胞复苏失败。

（2）取细胞时应做好防护措施，戴好防冻手套、护目镜。

（3）细胞放入水浴中注意用镊子夹住细胞冻存管并在水浴中不时晃动，使其受热均匀，并防止水浴时水进入细胞冻存管污染细胞。打开细胞冻存管之前要用酒精棉球将冻存管消毒并晾干。

2. 细胞传代培养

（1）消化液作用于多层细胞时，当镜下出现蜘蛛网状时，立即终止消化。

（2）加消化液后，若2分钟内出现细胞脱落时，表示消化过头，需立即向瓶内加少量的培养液终止消化。

（3）镜下细胞出现似灯泡样或肿胀样时，表示消化过头。

3. 细胞冻存

（1）将冻存管放入液氮容器或从中取出时，要做好防护工作，以免冻伤。

（2）冻存和复苏用新配制的培养液。

4. 蛋白抽提与定量

（1）需要注意细胞的生长状态和数量，收集后尽快进行裂解，避免蛋白质的降解和损失。

（2）BCA法测定蛋白加样顺序　先加入少量蛋白样品再加入BCA工作液，有利于蛋白样品与BCA工作液充分混合，减少误差。

（3）加样过程尽量避免产生气泡，以减少误差。

5. Western blot

（1）转膜时，滤纸、胶、膜之间的大小，一般是滤纸≥膜≥胶。

（2）滤纸、胶、膜之间千万不能有气泡，气泡会造成短路。

（3）因PVDF膜的疏水性，膜必须首先在甲醇中完全浸湿。

六、思考与练习

1. 记录贴壁生长的人肝癌细胞的消化时间。

2. 分别记录PKM2和LDHA的最佳转膜时间。

实验五　白念珠菌生物被膜和菌丝形成以及线粒体形态的检测分析

一、实验原理

白念珠菌（*Candida albicans*）又称白假丝酵母菌，是一种正常人体携带的常见真菌，在特定情况下可能感染人体的黏膜或在免疫缺陷人群中可能造成系统性感染。白念珠菌作为一种常见的条件性感染的致病真菌，平时可生长于人体的皮肤与黏膜组织中而不造成负面影响，但当其过度生长时可能造成念珠菌症的感染。念珠菌症又可依感染部位分为若干类型，包括感染口部的鹅口疮、感染阴道的念珠菌性外阴阴道炎、感染食道的念珠菌性食道炎等，甚至可能造成全身的侵入性感染，侵犯多个器官，并造成念珠菌血症（candidemia）。念珠菌症在健康成人中比较少见，小于一个月的新生儿、艾滋病患者、癌症患者、糖尿病患者与服用抗生素与皮质类固醇等免疫缺乏者感染的风险较高。白念珠菌也常造成医疗操作过程中的相关感染。

白念珠菌为双态性真菌，可以酵母菌或菌丝的型式生长，其中酵母菌型生长时可进行出芽生殖，有时出芽产生的子细胞没有立即脱离，而形成类似菌丝的丝状外观，称为假菌丝。白念珠菌在实验室常用的标准培养液生长时通常呈酵母菌型，呈卵圆形，直径约6微米，不过温度、二氧化碳浓度、养分与酸碱值的些许改变便可能使其转换成菌丝型，在模拟人体生理环境的培养基中生长时亦呈菌丝型。在适合其生长的环境下，白念珠菌菌丝萌发时直径约为2.6微米，成熟菌丝直径则约为3.4微米。两种型态在白念珠菌感染人体时各有功能，酵母菌型较适合在血液中散播，菌丝型则有助于穿透组织在器官中着生，躲避巨噬细胞的攻击，在医疗器材上形成特殊结构，这种型态转换与其致病力密切相关。

白念珠菌还可形成结构复杂的生物被膜，由圆球形的酵母菌、假菌丝与菌丝等各种型态的细胞与胞外底物组成，其基因表达与游离的细胞有很大的不同，可能有上千个基因都对生物薄膜的形成有所影响。生物薄膜可以多种机制提高白念珠菌对抗真菌剂的抗性，包括增加外排泵的表现以将药物排出胞外，以胞外底物中的水解酶分解药物，以及形成抗性很强的休眠细胞。生物薄膜中的酵母菌还可以向外传播，这些细胞比起正常的酵母菌型细胞有较强的黏附力，形成新的生物薄膜的能力较强，具有较高的致病能力。白念珠菌在环境中与人体中皆可形成生物薄膜。在医疗器材上，白色念珠菌是最常被发现的真菌种类，导尿管、静脉导管、心律调节器、人工瓣膜、人工关节、隐形眼镜与假牙等医疗器材上均可能有白念珠菌的生物薄膜生长。生物薄膜中的白念珠菌较正常游离者对人体免疫系统的抗性较高，可能借由医疗器材入侵循环系统，造成严重的全身性感染，还可能使这些医疗器材无法正常运作。因此，鉴定和分析白念珠菌的生物被膜形成能力，具有重要的医学意义。

四唑盐是一种人工合成的杂环化合物，它可被活细胞还原生成甲䐶（Formazan），不同的四唑盐衍生物作底物会得到不同颜色的甲䐶，与试卤灵一样，甲䐶的吸光值大小与细胞数量、代谢活性呈正相关，并以此作为细胞活性强弱的指标，也可用于量化测定白念珠菌形成的生物被膜结构。2，3-二-（2-甲氧基-4-硝基-5-磺苯基）-2H-四氮唑-5-甲酰苯胺（XTT）是第一个改良的四唑盐，还原生成的甲䐶为橙黄色，在450nm处有最大吸光值，虽然溶解性优于3-（4,5-二甲基-2-噻唑基）-2,5-二苯基四氮唑溴盐（MTT），反应完成后可直接检测，但试剂稳定性差，需要现用现配，不易保存。

线粒体在白念珠菌发育和形态改变中起作用，如菌丝分化和生物膜形成，适应压力，细胞壁生物合成和结构等。而线粒体作为一种细胞器，无法通过光学显微镜直接观察，需要采用荧光染料染色和荧光蛋白标记的方法进行标记后，采用激发荧光的方法才能直接观察。Mito-Tracker Red CMXRos（线粒体红色荧光探针），也称MitoTracker Red CMXRos，是一种具有细胞通透性的X-rosamine衍生物（Chloromethyl-X-rosamine，简称CMXRos），能够特异性地标记细胞中具有生物活性的线粒体，检测线粒体膜电位。Mito-Tracker是一种氧化型的红色荧光染料，只需简单地和细胞孵育，即可通过被动运输穿过细胞膜，并借助本探针含有的弱巯基反应性的氯甲基（mildly thiol-reactive chloromethyl）官能团特异性地标记有生物活性的线粒体。本探针含有的弱巯基反应性的氯甲基，可以和线粒体内蛋白的巯基反应并共价连接，从而稳定地标记活细胞内的线粒体，随后借助荧光或激光的激发作用产生稳定的红色荧光，从而通过荧光显微镜进行成像分析。荧光显微镜是一种对物质进行定性和定量研究的工具，通过将紫外线照射在被检测物体，使物体发出荧光从而实现对物质细胞内的吸收、运输、化学物质的分布及定位的研究。

与普通病原细菌不同，条件致病真菌——白念珠菌主要通过产生菌丝等毒力因子和形成群体性结构——生物被膜等方式，以造成感染的发生。因此，分析白色的致病相关结构和细胞器，对于干预和治疗白念珠菌感染具有重要的意义。白念珠菌菌丝和生物被膜的形成可以在体外通过特定的培养基和方法来进行，并通过显微镜镜检和XTT染色进行观察和定量分析。同时，白念珠菌细胞的线粒体对于菌丝和生物被膜形成具有重要作用，可以通过荧光染色法以荧光显微镜进行观察。因此，利用以上技术，本实验可以分析条件致病菌的致病相关结构生物被膜和菌丝形成能力以及菌体细胞和细胞内线粒体细胞器的形态特点，从而有助于深入掌握该菌的生物学性状和致病特点，以及一些相关的实验操作技术和原理。

二、实验材料

1.主要培养基

（1）RPMI-1640 液体培养基　称取 RPMI-1640 粉末 10.4 g，吗啉基丙磺酸（MOPS）34.5 g，用 900 ml 蒸馏水溶解，充分混匀后用 1 mol/L NaOH 溶液调节 pH 至 7.0，加三蒸水定容至 1000 ml，用直径 0.22 μm 的滤膜过滤除菌，4℃保存备用。

（2）酵母浸膏蛋白胨葡萄糖（yeast extract peptone dextrose，YPD）液体培养基　分别称取酵母浸膏 10 g，葡萄糖 20 g，蛋白胨 20 g，加三蒸水 900 ml，充分搅拌溶解，定容至 1000 ml，121℃，15 分钟高压灭菌，冷却至室温后 4℃保存备用。

（3）酵母浸膏蛋白胨葡萄糖固体培养基　YPD 液体培养基在高压灭菌前加入琼脂20 g，121℃，15 分钟高压灭菌后冷却至 60℃左右，于超净台中倒入无菌培养皿内，室温下冷却凝固，4℃保存备用。

（4）Spider 液体培养基　营养肉汤 10 g，甘露醇 10 g，K_2HPO_4 2 g，加 900 ml 三蒸水溶解，1 mol/L NaOH 调 pH 至 7.0，定容至 1000 ml，121℃，15 分钟高压灭菌，冷却至室温后 4℃保存备用。

（5）Spider 固体培养基　Spider 液体培养基在高压灭菌前加入琼脂 15 g，121℃，15分钟高压灭菌后冷却至 60℃左右，于超净台中倒入无菌培养皿内，室温下冷却凝固，4℃保存备用。

2．仪器设备

微生物恒温培养箱，微生物恒温培养摇床，超净台，酶标仪，普通光学显微镜，倒置荧光显微镜。

3．主要试剂

（1）磷酸盐缓冲液（phosphate buffered saline，PBS） 分别称取 NaCl 8g，KCl 0.4g，Na_2HPO_4 0.133g，KH_2PO_4 0.06g，$NaHCO_3$ 0.35g，加入三蒸水定容至 1000ml，121℃高压灭菌15分钟，冷却至室温后，4℃保存备用。

（2）冻存工作液（50%甘油） 用量筒量取25ml甘油，倒入100ml锥形瓶中加入25ml三蒸水，121℃高压灭菌20分钟，冷却至室温后，4℃保存备用。

（3）XTT工作液 取 XTT粉末50mg，溶解于已灭菌的乳酸林格液100ml中，配制成0.5mg/ml 的溶液，用直径0.22μm的滤膜过滤除菌，加入 10mmol/L的甲萘醌-丙酮溶液10μl（取甲萘醌0.0086g溶解于丙酮5ml中），使其终浓度为1μmol/L，充分摇匀，4℃避光保存，现配现用。

（4）结晶紫工作液 称取结晶紫粉末0.01g溶于10ml无菌水中，混匀，现配现用。

（5）Mito-Tracker Red CMXRos储存液的配制 本产品为DMSO溶液，浓度为1μg/μl（约1.88mmol/L），取适量配制成一定浓度的储存液。例如，取50μl Mito-Tracker Red CMXRos溶液加入420μl的无水DMSO（anhydrous dimethylsulfoxide），充分混匀后，得到浓度为200μmol/L的Mito-Tracker Red CMXRos储存液。适当分装后避光保存于-20℃或更低温度。Mito-Tracker Red CMXRos工作液的配制：取少量200μmol/L Mito-Tracker Red CMXRos储存液按照1∶1000～1∶10000的比例加入到白念珠菌细胞培养液或适当的溶液（如含钙镁离子的HBSS）中，使最终浓度为20nmol/L～200nmol/L。例如取1μl 200μmol/L的Mito-Tracker Red CMXRos储存液加入到1ml细胞培养液或适当的溶液（例如含钙镁离子的HBSS）中，混匀后即为200nmol/L的Mito-Tracker Red CMXRos工作液。如果染色的细胞后续需要进行固定或通透等步骤，工作浓度为100nmol/L。

4．耗材

离心管，枪头，96孔细胞培养板，培养皿，载玻片，盖玻片等。

三、实验步骤

（一）白念珠菌菌株的复苏、活化和冻存

1．复苏

吸取少量冻存于-80℃的菌株，密集接种于新鲜的YPD琼脂培养基上，于30℃培

养12～16小时直至长出单克隆菌落。

2. 活化

挑取少量单克隆接种于5ml新鲜的YPD液体培养基中，于30℃条件下200 r/min培养12～16小时，得菌液可用于后续实验。

3. 冻存

以1ml 50%甘油重悬离心后的菌株沉淀，并保存于菌株冻存管中，于–80℃冻存，每3个月重新接种一次以保存菌株活力。

（二）白念珠菌菌丝形成能力测定

1. 液体菌丝

将上述活化好的菌体4000r/min，5分钟离心后，无菌PBS缓冲液洗涤2次。再使用液体菌丝诱导培养基（Spider液体培养基）将菌液浓度调整至1.0×10^6cells/ml。将菌液以每孔2ml加至12孔板中，37℃静置培养3～5小时，显微镜200×和400×镜头下观察菌丝形成状况。

2. 固体菌丝

将上述活化好的菌体4000r/min，5分钟离心后，无菌PBS缓冲液洗涤2次。再使用无菌PBS缓冲液将菌液浓度调整至5.0×10^2 cells/ml。将菌液100μl涂布于固体菌丝诱导培养基（Spider固体培养基），37℃培养箱倒置培养4～6天，观察菌丝形成情况。

（三）白念珠菌生物被膜形成能力测定

1. XTT检测生物被膜形成能力

将上述活化好的菌体4000r/min，5分钟离心后，无菌PBS缓冲液洗涤2次。再以RPMI-1640液体培养基调整菌液浓度至1×10^6cells/ml。于96孔细胞培养板上加入菌液，每孔100μl。37℃静置培养90分钟，显微镜下观察是否有菌丝生长。小心吸除上清，每孔加入100μl PBS缓冲液，轻轻振荡，洗涤3次。然后加入100μl RPMI-1640液体培养基，轻轻振荡后于37℃培养箱培养24小时后取出，小心吸出上清，以PBS缓冲液洗涤3次。而后避光加入XTT工作液150μl，孵育3～4小时，酶标仪于波长OD 490nm测定吸光度。

2. 结晶紫染色法检测生物被膜形成能力

将上述活化好的菌体4000r/min，5分钟离心后，无菌PBS缓冲液洗涤2次。再以RPMI-1640液体培养基调整菌液浓度至1×10^6cells/ml。取1ml加入24孔板中于37℃培养箱培养24小时后取出，缓缓吸出上清，风干后每孔加入200μl甲醇溶液，静置15分钟后吸出，自然风干，而后加入300μl 0.1%的结晶紫溶液，在室温下染色10分钟，然后轻轻将染色液吸出，以PBS缓冲液洗涤3次洗去多余染料，然后置于室温自然风干后加入300μl的95%乙醇溶液，并在37℃恒温培养箱中作用30分钟使结晶紫溶解，分光光度计在OD 590nm处测定吸光度。

（四）白念珠菌线粒体形态观察（荧光探针法）

将上述活化好的菌体4000r/min，5分钟离心后，无菌 PBS 缓冲液洗涤2次，再以PBS调整菌液浓度至1.0×10^6 cells/ml。将Mito-Tracker Red（Beyotime，C1049B）粉末加入适量的无水DMSO，配置为浓度200μmol/L的储液。取储液按照1∶1000的比例加入到菌液中，并涡旋混匀，使最终浓度为200nmol/L。将各菌液于30℃，200r/min孵育30分钟后4000r/min，5分钟离心后以PBS缓冲液洗涤2次并重悬于50μl PBS缓冲液中，取5μL制作标本，利用倒置荧光显微镜油镜，选择红色荧光观察线粒体形态。

荧光显微镜的使用方法如下：①开启荧光显微镜：白天用窗帘遮蔽光线，如果是夜间关闭房内光源，除去荧光显微镜防尘罩，打开汞灯开关，插上荧光显微镜电源，打开灯源，预热15分钟使光源达到最亮。②调节标本位置：将载玻片放置在载物台并压紧载玻片，调节载物台旋钮，使标本在视野中央。③选择物镜矫正画面清晰度：按照先低倍再高倍的原则选择，调节荧光显微镜右下方的旋钮调整光源亮度，调节"粗调"与"微调"矫正画面的清晰度。④选择荧光片调节曝光时间：选择红色的滤光片，打开荧光光闸，调节曝光时间，对样品进行观察。⑤关闭汞灯：汞灯工作时间要在半小时到两个小时之间，汞灯关闭半小时后方可启动。⑥收好荧光显微镜：向下轻压载物台将其锁在最低处，取下载玻片，使用空物镜朝下，关闭电源，将荧光显微镜用防尘罩盖好。

四、实验结果

1.绘制白念珠菌液体菌丝、固体菌丝的形态图。
2.绘制白念珠菌生物被膜量柱状图。
3.绘制白念珠菌的线粒体形态图。

五、注意事项

1.白念珠菌的复苏、活化和冻存操作确保无菌。
2.制备生物被膜时吸取上清应尽量小心，防止吹散或洗掉。
3.使用荧光探针法观察白念珠菌线粒体形态时应在避光的环境下，防止荧光的淬灭。

4.使用荧光显微镜应该在暗室环境，观察标本时要确认眼睛完全适应暗室再进行观察。

5.观察样本时需戴上护目镜，防止紫外线等损伤眼睛。

六、思考与练习

1.为何可以通过观察固体和液体菌丝来判断白念珠菌毒力的大小？

2.列举检测白念珠菌形成生物被膜能力的其他方法并描述。

3.在临床上治疗白念珠菌感染有哪些类药物？

实验六 少弱畸形精子症实验动物模型制作及指标观察

实验目的

1. 掌握

少弱畸形精子症实验动物模型制作方法、睾丸组织石蜡切片制作及HE染色方法。

2. 熟悉

睾丸组织形态学观察及精子活力、存活率、密度的标本制作、观察和计数方法。

3. 了解

少弱畸形精子症实验动物模型制作的原理、精子涂片制作和Diff-Quik染色方法，精子畸形率观察和计数方法。

一、实验原理

环磷酰胺是细胞毒性药物，进入机体后被代谢为磷酸胺氮芥和丙烯醛，前者与环磷酰胺的抗癌作用有关，而后者则与其毒副作用密切相关。丙烯醛抑制睾酮合成，使精原细胞的DNA合成减少并影响细胞周期，诱导生精细胞的凋亡，影响精子的发生和成熟，从而影响精子的数量和质量，还可导致精子畸形率增加，从而导致少弱畸形精子症，影响生育能力。

二、实验材料

1. 实验动物与材料

SPF级雄性昆明小鼠12只，体重40~50g；眼科剪、镊子、纱布、棉球、培养皿、防脱载玻片、盖玻片、石蜡、包埋盒、枪头（200μl、1000μl）、试管、烧杯、磨口瓶、染色缸、Makler精子计数板。

2.药物与试剂

环磷酰胺注射液、Diff-Quik试剂盒、M199培养液、75%乙醇、95%乙醇、无水乙醇、二甲苯、石蜡、苏木素染色液、伊红染色液、盐酸、中性树胶、生理盐水、蒸馏水、多聚甲醛、苯胺黑染色液、戊巴比妥钠、多聚甲醛、精子稀释液。

3.仪器设备

正置光学显微镜、倒置光学显微镜及摄像系统、精子分析仪、移液器（200μl、1000μl）、电热干燥箱、恒温培养箱、台式离心机、生物组织脱水机、组织石蜡包埋机、轮转式石蜡切片机、摊片机。

三、实验方法

（一）实验动物模型制作

将小鼠分为正常对照组和模型组，每组6只。模型组小鼠给予75 mg/kg剂量的环磷酰胺腹腔注射，每天1次，连续3天；正常对照组小鼠给予腹腔注射相同剂量的生理盐水。

（二）取材及标本处理

1.麻醉

采用3%戊巴比妥钠30mg/kg腹腔注射麻醉大鼠。

2.取材及标本处理

（1）取小鼠双侧睾丸组织，生理盐水清洗后，置于4%多聚甲醛中固定12~24小时（使组织、细胞的蛋白质变性凝固，以防止细胞死后的自溶或细菌的分解，从而保持细胞本来的形态结构），待作石蜡切片、苏木素-伊红（HE）染色用。

（2）分离左侧附睾尾部，置于盛有10ml 0.9%生理盐水的培养皿中，用眼科剪纵向剪开附睾尾部，并用镊子轻轻压迫，置于37℃水浴锅中30分钟，使精子充分游离入培养皿中，制备精子悬液，待观察和计数精子活力、存活率、密度。

（3）取少量精子悬液涂于载玻片，涂片后置于恒温箱中干燥，待Diff-Quik染色，观察和计数精子畸形率。

（三）指标检测

1.睾丸组织形态学观察

（1）睾丸组织石蜡切片制作
①对固定的睾丸组织重新取材（组织块的大小为1.5cm×1.5cm×0.2cm），编号放

入一次性包埋盒，置于流水中漂洗数小时或过夜。

②脱水、透明、浸蜡：采用生物组织脱水机进行组织脱水、透明和浸蜡，通过程序设置设定每道试剂处理时间：50%酒精2小时、75%酒精2小时、85%酒精2小时、95%酒精1小时、无水酒精Ⅰ40分钟、无水酒精Ⅱ40分钟；二甲苯Ⅰ30分钟、二甲苯Ⅱ30分钟；石蜡Ⅰ1小时、石蜡Ⅱ1小时、石蜡Ⅲ1小时。

③从生物组织脱水机中取出已浸蜡组织，采用组织石蜡包埋机包埋组织，制作组织蜡块。

④切片：将组织蜡块置于轮转式石蜡切片机蜡块固定器上，修片后连续5μm厚切片。将蜡片平摊于摊片机水槽中（设置水温45℃左右）充分展开，捞片贴于防脱载玻片上，置于60℃恒温箱中烤片2小时。

（2）HE染色

①脱蜡：将石蜡切片置于二甲苯Ⅰ15分钟、二甲苯Ⅱ15分钟进行充分脱蜡（脱蜡目的是使染料易于进入组织细胞）。

②下行乙醇入水：无水乙醇Ⅰ1分钟、无水乙醇Ⅱ1~2分钟、95%乙醇1~2分钟、85%乙醇1~2分钟、75%乙醇1~2分钟（目的是洗脱二甲苯，使水能进入细胞。乙醇浓度从高向低逐渐下降，使水逐渐进入细胞，以免引起细胞形态结构改变）、水洗3次。

③苏木素染色液染色1~5分钟、水洗3次（光镜观察染色效果）。

④1%盐酸乙醇分化数秒（目的是脱去细胞核中结合过多的苏木素染料和细胞质中吸附的苏木素染料，使细胞质基本无色，以保证细胞核和细胞质染色的分明。但酸能破坏苏木素的结构，使色素与组织解离，故分化不可过度）、水洗3次（除去分化液和脱下的染料，中止分化，光镜下观察分化程度）。

⑤1%稀氨水或70℃水中蓝化1~3分钟（苏木素在酸性条件下处于红色离子状态，在碱性条件下则处于蓝色离子状态，而呈蓝色。所以分化之后用水洗除去酸而中止分化，再用弱碱性水使苏木素上的细胞核变蓝色，称蓝化作用。一般多用自来水浸洗即可变蓝，也可用稀氨水或温水变蓝，光镜下观察蓝化程度）。

⑥伊红染色液染色1~5分钟、水洗3次（洗去未结合的伊红染色液，防止大量伊红染色液进入脱水的酒精中，光镜观察染色效果）。

⑦上行乙醇脱水：75%乙醇1分钟、85%乙醇1分钟、95%乙醇1分钟、无水乙醇Ⅰ1分钟、无水乙醇Ⅱ1分钟进行脱水（酒精浓度由低至高逐渐过度是为了逐渐脱去组织中的水，为二甲苯进入细胞创造条件，这时必须彻底脱水，否则二甲苯不能进入细胞，切片透明度达不到光镜观察时透光度的要求，不能显示清晰的细胞和组织结构）。

⑧透明：二甲苯Ⅰ5分钟、二甲苯Ⅱ5分钟进行透明（染色后用二甲苯起透明切片的作用，以利于光线的透过）。

⑨封固：滴加中性树胶后盖上盖玻片封片。

（3）切片观察

光镜观察生精小管管壁、生精细胞、支持细胞、睾丸间质细胞形态结构。

2.精子活力观察

取少许精子悬液滴于载玻片上，盖上盖玻片，光镜观察并计数精子活力。

3.精子存活率观察

取少许精子悬液与一滴5g/L的伊红溶液在计数池上混匀，覆盖盖玻片30秒以后，光镜观察并计数活精子所占的比例。

4.精子密度观察

取50μl精子悬液置于试管，加入950μl精子稀释液混匀，然后顺着盖有盖玻片的makler精子计数板的边缘，滴加混合液渗入到计数板内，光镜观察并计数精子密度。

5.精子畸形率观察

制备精子涂片，采用Diff-Quik试剂盒染色。Diff-Quik试剂盒染色原理是精子及细胞内不同等电点的蛋白质在相同的酸度下带不同的电荷，选择性地结合相应的染料而着色；嗜酸性蛋白质解离的氨基带正电荷，能与带负电荷的酸性染料（如嗜酸性氧杂蒽、伊红）结合而被染成红色；嗜碱性蛋白质解离的羧基带负电荷，能与带正电荷的碱性染料（嗜碱性硫氮杂苯、亚甲蓝）结合而被染成蓝色；嗜中性蛋白质解离的带正电荷的氨基和带负电荷的羧基相等，同时结合相等的酸性染料和碱性染料而呈紫红色，但因解离电荷相等，故着色较弱。该染色液主要用于精子形态的评估。

具体操作步骤如下。

（1）制备涂片　滴加5~20μl精子悬液于一张载玻片上，用另一张载玻片的边缘在清洁载玻片表面拖拉一滴精液，制成涂片。如果精子密度过高，可用生理盐水适当稀释。

（2）入Diff-Quik Fixative或自然干燥，固定15~20秒。

（3）将载玻片直立于吸水纸上以去除多余的液体。

（4）载玻片入Diff-Quik Ⅰ染色10~20秒，将载玻片直立于吸水纸上以去除多余的液体。

（5）载玻片入Diff-Quik Ⅱ染色5~10秒，将载玻片直立于吸水纸上以去除多余的液体。

（6）流水浸洗载玻片10~15次以去除多余的染液。

（7）将载玻片直立于吸水纸上以去除多余的水分，并使其完全干燥。

（8）光镜下观察精子顶体、头部、尾部（颈、中、主、末）畸形率。

四、实验结果

（一）睾丸组织形态学变化

通过比较以下正常对照组睾丸组织形态结构，描述模型组睾丸组织形态学变化。

1.肉眼观察

标本中大的半圆形切面是睾丸。在睾丸实质内，可见有染浅红色小梁状的结构，是睾丸纵隔伸入睾丸实质内的部分。在睾丸的一侧有一小卵圆形结构，为附睾。在睾丸和附睾表面都有被膜包裹。

2.低倍镜观察

（1）睾丸被膜

①鞘膜脏层：在最外表面，是单层扁平上皮。

②白膜：较厚，由致密结缔组织构成，睾丸的后上缘可见白膜增厚，为睾丸纵隔，纵隔向睾丸实质内延伸，将睾丸实质分隔成许多睾丸小叶。

（2）睾丸实质　睾丸小叶内，可见许多生精小管的断面。生精小管的基部有一层粉红色的基膜，基膜内有数层大小不同的细胞。在生精小管之间有疏松结缔组织，即睾丸间质。在睾丸的纵隔内有睾丸网，可见一些大小不等、形态不规则的管道为生精小管。

3.高倍镜观察

（1）生精小管（图6-1）

1）生精细胞　从基膜向腔面观察，可见不同发育阶段的生精细胞。

①精原细胞：位于基膜上，细胞呈圆形，体积较小，核圆形，着色深浅不等，有时可见核分裂象。

②精母细胞：由数层细胞组成。大部分为初级精母细胞，初级精母细胞体积较大，呈圆形，核较大呈圆形，染色质变为粗大的染色体交织排列。初级精母细胞位于精原细胞内侧，有时也位于近基膜处（切片的缘故）。次级精母细胞数量较少，体积较小，结构与初级精母细胞相似，但位置靠近管腔。

③精子细胞：位置邻近腔面，由数层细胞组成。细胞呈圆形，体积比精原细胞小，核圆形，较小，核内染色质致密，故着色深。

④精子：位于腔面或腔内。精子头部嵌入支持细胞的顶部胞质中，一般为菱形或椭圆形，着色深。尾部呈淡粉红色，游离于生精小管腔内，多数精子尾部常被切断。

2）支持细胞：位于生精细胞之间，细胞轮廓不清，只见胞核，核多呈三角形、椭圆形或不规则形，核内染色质少，着色浅，但核仁明显。

（2）睾丸间质细胞 位于生精小管之间的疏松结缔组织中，细胞体积较大，三五成群分布，细胞呈圆形或多边形，界限不清。核多偏于一侧，圆形、着色浅，核仁明显。胞质嗜酸性。

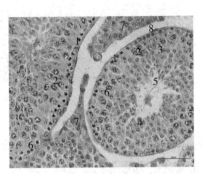

图6-1 生精小管 石蜡切片 HE染色

1.精原细胞；2.初级精母细胞；3.次级精母细胞；4.精子细胞

5.精子；6.支持细胞；7.睾丸间质细胞；8.肌样细胞

（二）精子活力观察

精子活力是指精液中前进运动精子所占的百分率。精子活力分级采用WHO精液常规分析标准。A级：精子活动良好，呈快速、活泼的直线向前运动。B级：精子能活动，但方向不明确，呈快速或迟钝的直线或非直线向前运动。C级：精子活动不良，原地打转或旋转移动，向前运动能力差。D级：精子不活动。正常精子活力：A ≥ 25%或A+B ≥ 50%。精子活力降低，也就是精子的运动能力下降。如果精子活力达不到这些标准，称为弱精子症。观察并计算两组大鼠精子活力。

（三）精子存活率观察

精子存活率指存活精子在所检测精子总数中的百分比。采用伊红染液染色精子，由于死亡精子的细胞膜受损，可以透入一定的伊红染料，从而使死精子着红色，而存活精子不着色。光镜观察并计数两组大鼠各100个精子，计算两组存活精子所占的百分比，计算两组大鼠精子的存活率。正常精子存活率≥ 75%。

（四）精子密度观察

Makler精子计数板计数室由25个正方形大格、400个小方格组成。选择5个位于一条对角线上（或四角各取一个，再加中央1个）的正方形方格计数精子。高倍镜下观察计数精子密度。计算两组大鼠精子密度。正常精子密度≥ 21×10^6。

（五）精子畸形率观察

正常精子形似蝌蚪，分为头、尾两部分。头部正面观呈卵圆形，侧面观呈梨形，头部主要是由细胞核构成。核的前2/3有顶体覆盖，精子的尾部可分为颈段、中段、主段和末段。畸形精子包含双头或双核、大头、小头、无尾、双尾、无顶体或小顶体、线粒体鞘异常等。

Diff-Quik试剂盒染色结果是：精子头部顶体区呈淡蓝色；精子顶体区后区呈深蓝色；精子中段呈淡红色；精子尾部呈蓝色或淡红色。光镜观察并计数两组大鼠各100个精子，计算两组大鼠畸形精子所占的百分比，正常精子畸形率≤35%。

五、注意事项

1. 实验前预习该实验内容并查阅相关文献，熟悉该实验操作步骤和实验规范。

2. 必须在37℃恒温环境制备精子悬液及观察精子活力，提前准备实验条件。

3. 睾丸组织石蜡切片、HE染色及精子涂片Diff-Quik染色必须严格按照实验操作步骤进行。

六、思考与练习

1. 导致少弱畸形精子症的因素有哪些？

2. 少弱畸形精子症动物模型的制作方法有哪些？

3. 完成该实验后，你有哪些体会和收获？

实验七 电针足三里对正常大鼠胃内压的影响及迷走神经的作用

实验目的

观察电针足三里对正常大鼠胃内压的影响，并从迷走神经的角度探索针刺作用的可能机制。

1.掌握

球囊法记录大鼠胃内压的方法。

2.熟悉

电针足三里对大鼠胃内压的影响，以及迷走神经在电针足三里改善大鼠胃内压中的作用。

3.了解

电针足三里调节胃运动的神经机制。

一、实验原理

针灸学是中医药学的重要组成部分，是中华民族几千年来防治疾病实践经验和理论总结的结晶，具有系统的理论、丰富的实践经验和显著的临床疗效，是我国有可能跻身于国际科学前沿的重要领域。《灵枢·海论》言："夫十二经脉者，内属于腑脏，外络于肢节"，就明确指出脏腑、经络、腧穴之间的关系。从《黄帝内经》等古代经典文献有关针灸治疗胃肠病的论述到现在世界卫生组织将胃肠疾病列为针灸的优势病种，针灸治疗胃肠系统疾病的疗效得到了足够的认可。相关学者发现电针、艾灸等传统针灸疗法可以治疗如功能性消化不良及胃轻瘫、便秘、腹泻等胃肠疾病。足三里作为治疗胃腑病的主要穴位，大量的临床观察和实验研究发现电针足三里对胃运动功能具有调控作用。足三里为足阳明胃经的合穴与下合穴。《灵枢·四时》曰"气邪在腑，取之合"，《灵枢·邪气脏腑病形》曰"合治内腑"，《四总穴歌》云："肚腹三里留"。

现代研究表明，针刺足三里具有调整胃肠激素的作用，对胃肠道具有良好的双向调节功能，可促使胃肠蠕动规律而有力，进而使其临床症状得以不同程度减轻。大量文献研究显示在正常、胃运动亢进及胃运动抑制等不同状态下针刺足三里穴，对胃运动均有调控作用。为方便实验研究的开展，本实验以正常大鼠为研究对象，以胃内压变化为观察指标，观察电针足三里穴对大鼠胃运动的影响。

针刺足三里促进胃运动的作用是明确的，但其作用机制是复杂的。在众多机制研究中，神经机制是学者们最关注的主要研究领域。文献资料显示起源于中枢神经系统的外在神经系统与来自肠神经系统的内在神经系统共同参与胃肠功能的调节。但胃功能的调节主要依赖于起源于中枢神经系统的外在神经环路，特别是脑干迷走–迷走副交感神经环路。迷走神经将来自胃的感觉信息，通过孤束传入中枢神经系统，以谷氨酸作为主要神经递质传递到孤束核神经元，孤束核神经元整合内脏感觉信息，然后将信息传递到邻近核团迷走神经运动背核，迷走神经运动背核通过发出迷走传出纤维，调节胃运动功能。有研究表明针刺可增加迷走神经放电，增强胃运动，当双侧迷走神经离断时针刺效应消失，由此可见迷走神经在针刺调节胃运动中具有重要作用。鉴于此，本研究在上述胃内压实验记录过程中，进一步离断双侧迷走神经，观察针刺足三里对胃内压的影响。

二、实验材料

1. 实验动物

SPF级健康成年雄性SD大鼠，7~8周龄，体重250~300g。

2. 仪器设备

BL–420F生物信号采集处理系统，SDZ–IV型电子诊疗仪。

3. 试剂耗材

25%氨基甲酸乙酯，哺乳类动物手术器械（止血钳，组织剪，眼科剪，玻璃分针，外科手术缝线），电刺激器，20ml注射器，自制胃内置水囊测压探头，三通管，PVC导管（外径1.2mm，内径1.0mm），压力换能器，针灸针（0.20mm×2mm）。

三、实验步骤

（一）穴位选择及电针干预

1. 穴位定位腧穴参考《实验针灸学》结合拟人对照法进行定位，足三里（即大鼠后三里）位于大鼠膝关节后外侧，腓骨小头下约5mm处（图7–1）。

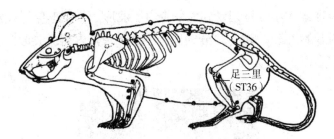

图7-1　大鼠"足三里"穴位定位

2.双极针的制作

将每根针灸针针柄缠绕一圈绝缘胶布，留出针柄末端5mm弯向两个方向，连接电针仪导线，以保证两根针之间绝缘，两根针并排用胶布固定好。

3.电针干预

25%氨基甲酸乙酯（5ml/kg）麻醉，取双侧足三里，使用自制双极针直刺5～7mm，将暴露的针柄末端与电针仪正负极分别相连（电针仪参数设置：疏密波，2Hz/15Hz，电流强度为2mA）。电针干预20分钟（图7-2）。

图7-2　大鼠电针干预示意图

（二）胃内压测定

1.自制球囊探头

将乳胶气球套在PVC-PE90导管一端，导管前端与气球间留有一定空隙，距气球前端2mm处用外科手术结扎线固定，制成直径约5mm的大鼠胃内留置球囊，保持球囊及导管内无气泡残留。然后将导管另一端通过三通与5ml注射器及压力传感器相连，压力换能器接入BL420F生物信号采集处理系统。实验过程中可通过注射器注入3～5ml生理盐水，调节球囊大小，以保证记录到胃内压波形（图7-3）。

2.球囊埋置及记录胃内压

大鼠禁食不禁水24小时，腹腔注射25%氨基甲酸乙酯（5ml/kg）麻醉，待其进入麻醉状态，大鼠呈仰卧位，将四肢及尾端固定在实验台上，腹部剑突下正中切开皮肤，暴露胃，于幽门下0.5cm处做一约1cm横向切口，将自制球囊探头放入胃窦，通过注入生理盐水调节球囊大小，待记录到大鼠胃内压波形，且波形保持稳定后，记录2分钟基础波形，再开始电针，电针20分钟后，再次记录胃内压的波形2分钟，比较针刺前后胃内压的变化（图7-4）。

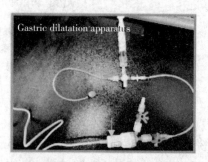

图7-3 自治球囊及仪器连接

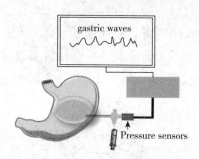

图7-4 胃内压记录示意图

（三）离断大鼠双侧颈迷走神经记录胃内压

大鼠颈部剃毛后，碘伏消毒，在喉头与胸骨之间，沿颈部正中线作一长2cm左右的皮肤切口，用止血钳钝性分离皮下结缔组织，首先看到胸锁乳突肌，再向下分离，便露出胸骨甲状肌和紧贴于气管上的胸骨舌骨肌，继续分离直至暴露气管。用左手拇指和示指分别外翻气管两侧的皮肤和肌肉，找到颈部两侧的血管神经束（颈部的迷走神经与颈总动脉被结缔组织膜包裹在一起形成血管神经束），用玻璃分针纵向小心分离一侧血管神经束的结缔组织膜，暴露出被结缔组织膜所包裹的总颈动脉和粗细不等神经，其中较粗的一根呈白色的神经就是迷走神经，剥离出5mm左右迷走神经，在其下放置手术缝线，轻轻拉起缝线，用显微剪将迷走神经完全切断，用同样的方法将颈部另一侧的迷走神经也离断，然后缝合切口。重新记录2分钟胃内压波形，再开始电针，电针20分钟后，再次记录胃内压的波形2分钟，比较迷走神经离断，针刺前后胃内压的变化。

四、观察指标

1. 记录2分钟正常大鼠胃内压波形，电针20分钟后，再次记录2分钟胃内压波形。

并通过软件分析胃内压振幅和频率，比较针刺前后胃内压的变化。波形如图7-5所示。

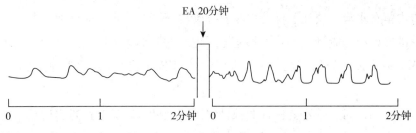

图7-5　针刺前后大鼠胃内压波形

离断双侧颈部迷走神经后，记录2分钟胃内压波形，电针20分钟后，再次记录2分钟胃内压波形，并通过软件分析胃内压振幅和频率，比较迷走神经离断后，针刺前后胃内压的变化。波形如图7-6所示。

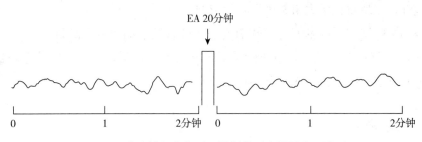

图7-6　迷走神经离断后，针刺前后大鼠胃内压波形

五、实验结果

分别将实验结果填入表7-1、表7-2。

表7-1　电针足三里对正常大鼠胃内压的影响

观察阶段	胃内压波形	胃内压振幅（mv）	胃内压频率（Hz）
电针前			
电针后			

表7-2　电针足三里对迷走神经离断后大鼠胃内压的影响

观察阶段	胃内压波形	胃内压振幅（mv）	胃内压频率（Hz）
电针前			
电针后			

六、注意事项

1. 胃内留置水囊，要注意保持水囊及导管内充满双蒸水，无气泡残留。

2. 基础胃内压的统计，要在波形稳定后记录的波形才可以纳入基础胃内压。

3. 因大鼠个体差异的存在，每只大鼠记录到胃内压时注入的生理盐水的量并不完全一致。

4. 双极针制作时，一定要保证两根针之间的绝缘，以免电针时出现短路现象。

5. 迷走神经离断术要注意找到正确的迷走神经（较粗），不要误把交感神经（较细）当作迷走神经了。

七、思考与练习

1. 电针足三里对正常大鼠胃内压有何影响？

2. 查阅文献资料，列举 1~2 个电针足三里改善胃运动的可能机制。

3. 查阅文献资料，思考电针足三里对不同状态下（胃运动亢进、胃运动低下）大鼠胃内压的调节作用是否一样。

八、实验拓展

为方便实验研究的开展，目前实验是以正常大鼠为研究对象，观察电针足三里穴对大鼠胃运动的影响及离断迷走神经后电针足三里的针刺效应，初步探讨针刺足三里调节胃运动的神经机制。也在此基础上，以功能性消化不良模型大鼠为研究对象，基于迷走神经通路进一步探讨针刺足三里促进功能性消化不良大鼠胃运动的作用机制。

功能性消化不良是一种常见的功能性胃肠道疾病，以餐后饱腹、早期饱腹、上腹部疼痛等临床表现为主要症状。功能性消化不良在西方发病率为 10%~40%，在亚洲地区发病率为 5%~30%。药物治疗以促进胃平滑肌收缩、抑制胃酸分泌为主，但大部分西药会加重焦虑、抑郁等精神疾病，针刺对胃肠功能的调整作用受到越来越多学者的密切关注。针刺作为一种传统的中医疗法，在缓解早期饱腹感和餐后饱腹感方面的疗效优于药物治疗。现代研究表明，针刺调节胃肠道疾病通过中枢神经系统的许多核团发挥作用。延髓迷走神经运动背核（DMV）是迷走神经运动纤维的起源核，来自 DMV 的迷走传出纤维与位于靶器官的神经节后神经元形成突触接触，最终调节胃运动和其他内脏功能。DMV 神经元绝大多数是胆碱能神经元，对胃肠道平滑肌进行调控。电针可激活大鼠 DMV 中胆碱能神经元，引起迷走神经传出活动。迷走神经节后神经纤维末梢可通过释放大量乙酰胆碱（ACh）作用于胃壁上 M 受体，以调控胃肠道的收缩。因此，后期可以以功能性消化不良模型大鼠为研究对象，通过球囊法或应变片方法记录功能性消化不良模型大鼠胃运动，观察电针对胃运动的影响；应用金属微电极记录迷走神经放电活动；通过蛋白免疫印迹观察电针对胃组织乙酰胆碱含量及其M表达受体的影响；选用M受体基因敲除小鼠，通过胃运动记录实验和神经放电实验，反证M受体的作用，以实现从DMV–迷走神经–胃通路揭示针刺调节胃运动的作用机制，为针灸临床应用提供实验依据。

 社区健康问题的调查与数据分析

实验目的

1.掌握

社区健康问题调查的内容与基本步骤。

2.熟悉

社区常见健康问题及其影响因素，调查资料的统计分析与结果解读。

3.了解

社区健康问题调查结果的应用。

一、实验原理

社区常见健康问题指的是社区中常见的疾病、疾患（即有病的感觉，指一个人的自我感觉和判断，有不适的感觉，也有症状）、心理与行为问题、生活问题、家庭健康问题和卫生问题等。社区常见健康问题调查对于切实提高社区居民综合健康水平有重要意义，也为各项政策的制定提供依据。

抽样调查（sampling survey）是指在特定时点、特定范围内按照一定的方法抽取一部分有代表性的个体组成样本，进行调查并根据样本结果推论该目标人群中某种疾病的患病率及流行特征的调查方法。总体是根据研究目的所确定的观察单位的某项特征的集合。样本是从总体中随机抽取的具有代表性的部分观察单位。抽样调查是开展社区健康问题调查最常见的流行病学方法，具体步骤如下。

（一）调查计划

1.明确调查目的和研究总体

明确调查目的是调查设计的首要前提。明确调查目的后，就要确定研究对象，明确研究总体。

2. 确定调查内容和方法

将调查目的具体化到调查内容中，调查方法有问卷调查、体格检查、生物学检测等。

3. 确定样本含量

样本含量估计方法主要有公式估算法、查表法和经验法。在保证抽样调查结果可靠的前提下，确定最少的样本例数。

4. 确定抽样方法

（1）单纯随机抽样　又称简单随机抽样，从总体 N 个对象中，利用抽签或其他随机方法（如随机数字）抽取 n 个，构成一个样本。

（2）系统抽样　按照一定顺序，机械地每隔若干单位抽取一个单位的抽样方法。

（3）分层抽样　将总体按某种特征分为若干次级总体，然后再从每一层内进行单纯随机抽样。

（4）整群抽样　将总体分成若干群组，抽取部分群组作为观察单位组成样本。

（5）多阶段抽样　将抽样过程分阶段进行，每个阶段使用的抽样方法往往不同。

5. 选择资料收集方式

观察法、直接访问法、间接访问法等。

（二）组织计划

组织实施计划包括组织领导、宣传发动、落实进度，调查员的培训和考核，任务分工与联系，经费预算，调查表和宣传资料的准备，调查资料检查制度、调查质量要求等调查质量控制内容。

（三）整理计划

整理计划就是把原始资料进行科学加工，便于进一步地统计分析，包括问卷接收、问卷核查、数据编码、数据的计算机录入与清理、数据分组等。

（四）分析计划

1. 数据预处理

对数据进行预处理，包括数据转换、标准化、去除异常值、处理缺失值等步骤。

2. 统计描述

用统计指标、统计表、统计图等方法，对资料的数量特征及其分布规律进行描述。

（1）数值变量资料的统计描述

①算术均数与标准差：适用于对称分布，特别是正态或近似正态分布的数值变量资料。算术均数（arithmetical mean）反映一个变量所有观测值的平均水平，即一个变量所有观测值之和除以观测值的个数；标准差（standard deviation）反映一组变量值变异程度大小。

②中位数与四分位数间距：适用于偏态分布资料以及资料中有不确定的变量值的资料。将n个变量值从小到大排列，位于中间位置的变量值称为中位数（median，M）；四分位数间距（interquartile range）记为Q，为上四分位数（P_{75}）与下四分位数（P_{25}）之差。

（2）分类变量资料的统计描述

①率（rate）：某种现象发生的频率或强度。常以百分率（%）、千分率（‰）、万分率（1/万）、十万分率（1/10万）等比例基数表示。

②构成比（constituent ratio）：事物内部各组成部分所占比重或分布，常以百分比（%）表示。

③相对比（relative ratio）：两个有关指标之比。如人口性别比、人均收入等。

3.统计推断

包括参数估计和假设检验。参数估计是用样本统计量来估计总体参数的大小及其可能所在的范围。假设检验即基于样本资料提供的信息，运用恰当的假设检验方法，推断两个（或多个）总体的参数是否相同（或分布是否一致）。

（1）数值变量资料的统计推断　在总体分布已知时，利用获得的样本数据对总体分布的参数进行推断，称为参数检验。对不服从正态分布的资料可考虑通过变量变换转为正态分布后再作参数检验。数值变量资料常用的参数检验方法及其应用条件见表8-1。

表8-1　数值变量资料常用参数检验方法

检验方法	设计类型	检验目的（H_0）	应用条件
单样本t检验	样本均数与已知总体均数的比较	$\mu = \mu_0$	资料总体服从正态或近似正态分布
配对t检验	配对设计两样本的比较	$\mu_d = 0$	对子的差值服从正态分布
成组t检验	完全随机设计两样本的比较	$\mu_1 = \mu_2$	两样本为独立的随机样本，均服从正态分布，方差齐（不齐）
F检验	完全随机设计、随机区组设计、析因设计、交叉设计等多样本的比较	$\mu_1 = \mu_2 = \cdots = \mu_k$	各样本均服从正态分布，方差齐

当总体分布类型未知或不能明确时，选用非参数检验对总体的分布形态等进行检

验。数值变量资料常用非参数检验方法见表8-2。

表8-2 数值变量资料常用非参数检验方法

检验方法	设计类型	检验目的（H_0）
Wilcoxon符号秩和检验	配对设计两样本的比较	$M_d=0$
Mann-Whitney秩和检验	完全随机设计两样本的比较	两总体分布相同
H检验（Kruskal-Wallis检验）	完全随机设计多样本的比较	各总体分布相同
Friedman M检验	随机区组设计多样本的比较	各总体分布相同

（2）分类变量资料的统计推断　卡方检验是分类变量资料统计推断的最常用方法，适用于两个或两个以上总体率的比较、两个或两个以上总体构成比的比较、两分类变量间有无相关关系、频数分布的拟合优度检验，详见表8-3。

表8-3 卡方检验适用条件

设计类型	适用条件	检验方法
成组 2×2	$n \geqslant 40$且所有格子的$T \geqslant 5$	Pearson χ^2检验
	$n \geqslant 40$但有$1 \leqslant T < 5$	χ^2检验的校正公式
	$n < 40$或$T < 1$	Fisher确切概率法
配对 2×2	b+c $\geqslant 40$	McNemar配对χ^2检验
	b+c < 40	校正的配对χ^2公式
$R \times C$	$n \geqslant 40$且$1 \leqslant T < 5$格子数不超过总格子数1/5	Pearson χ^2检验
	$n < 40$或$T < 5$格子数多于总格子数1/5	Fisher确切概率法

4. 关联分析

（1）线性相关　又称简单相关，用于描述两个定量变量之间线性趋势的关系。最常用到的统计量是线性相关系数，又称为Pearson积矩相关系数，简称相关系数。样本的相关系数用r表示，总体相关系数用ρ表示，介于$-1 \sim 1$之间，$r > 0$为正相关，$r < 0$为负相关，$r=0$为零相关，$|r|=1$为完全相关。应用范围：双变量正态分布资料。

（2）等级相关　又称秩相关，是描述两个变量间相关关系的密切程度与相关方向的指标，是一种非参数统计方法，其中最常用到的统计量是Spearman秩相关系数r_s，又称等级相关系数。应用范围：偏态分布、总体分布类型未知、原始数据用等级表示的资料。

（3）简单线性回归　分析两个定量变量间数量依存关系的统计分析方法。自变量用X表示，因变量用Y表示。适用条件：因变量Y和自变量X呈线性关系（绘制散点图）、每个个体观察值之间相互独立、因变量Y属于正态随机变量、一定范围内不同的X值所对应的随机变量Y的方差相等。

（4）二分类Logistic回归　线性回归模型要求因变量Y为连续型随机变量，而在医学研究中，经常会遇到仅有两个（二分类）或多个（多分类）的数据作为结局变量，如发病与未发病等。社区健康问题调查因变量大多数都是二分类变量，例如高血压患病和高血压未患病，需要使用二分类Logistic回归模型进行分析。

（五）撰写研究报告

总结报告的内容包括调查目的及立项依据，调查范围和对象，调查内容，抽样方法，样本含量计算，现场的组织安装实施和质量控制过程，资料的收集、整理方法，统计分析结果和主要结论等。

二、实验材料

1. 数据收集

调查表，某社区健康问题数据集。

2. 仪器设备

计算机、EpiData 3.1软件、SPSS 26.0软件。

3. 试剂耗材

无。

三、实验步骤

（一）实验选题

基于某社区健康问题数据集，通过查阅文献以及社会实践等确定研究方向，例如："某社区居民高血压患病情况及影响因素分析"。

（二）调查方案制定

1. 调查现场和调查对象

基于以上选题，总体即为某社区所有居民，采取分层抽样方法，基于3013名居民的相关资料（2010年9月调查所得数据集）进行调查。

2. 调查内容和方法

（1）问卷调查　制定调查问卷，主要内容包括：①一般人口学特征：性别、出生日期、年龄、民族（汉族、其他民族、不详）、出生地（农村、城镇、城市）、文化程度（文盲/半文盲、小学、初中、高中/中专、大专、本科以上）、职业、家庭收入、婚姻状况、血型。②环境因素：规律饮食、吃肥肉情况、炒菜用油、吸烟情况（频率、年限）、饮酒情况（频率、年限）。③健康情况：有无疾病、高血压（是、否）、糖尿病（是、否）、肠胃炎（是、否）。

（2）体格检查　现场准确测量身高、体重、腰围、臀围、血压等指标。

3. 判定标准

（1）超重和肥胖　超重和肥胖可以用体重指数来衡量，体重指数也叫体质指数，简称BMI。在数值上等于体重（kg）数除以身高（m）的平方，也就是$BMI=$体重（kg）/身高^2（m^2）。正常体重：$18.5 \leqslant BMI<24.0$；体重偏低：$BMI<18.5$；超重：$24.0 \leqslant BMI<28$；肥胖：$BMI \geqslant 28.0$。

（2）高血压　在清醒和未使用降压药的条件下采用标准测量方法，至少3次非同日血压值达到或超过收缩压140mmHg和（或）舒张压90mmHg，即可认为有高血压。

4. 调查组织和实施

通过社区卫生服务中心随机发放问卷，对居民进行问卷调查。

（三）（模拟）调查：虚拟仿真教学

1. 基于研究选题，明确研究内容，确定需要收集的各项指标，在教学平台填写研究方案，提交后平台系统将会从某社区健康问题数据集中随机获取符合要求的研究对象的相关指标数据，下发至学生填写的接收邮箱。

2. 基于本选题，欲调查18～69岁社区居民高血压患病情况及影响因素，数据库所有指标（除血型之外，缺失值过多）均纳入分析。

（四）数据整理

软件：SPSS 23.0或Excel。

1. 数据的审核与检查

对数据的逻辑性进行核查，例如有无疾病与高血压患病情况须一致，若"有无疾病"="无"，但"高血压"="有"，则需将"有无疾病"改成"有"等。

2. 数据编码

基于数据集，该步骤已完成。

3. 数据预处理

对数据进行预处理，包括数据转换（计算BMI）、处理异常值和缺失值等步骤。

4. 数据分组和汇总

质量分组，如按性别、职业、疾病分类分组，基于数据集，该步骤已完成。数量分组，如按年龄大小、BMI高低（超重/肥胖）来分组。

（五）统计分析

1. 统计描述

对一般特征和健康情况进行统计描述。呈正态分布的数值变量资料采用均数 ± 标准差表示，呈非正态分布的数值变量资料采用中位数和四分位数间距表示，分类变量资料采用频数、百分比表示。

2. 统计分析

两组均数比较采用两独立样本 t 检验，两组以上数据均数比较采用方差分析；分类变量资料的比较采用 χ^2 检验；健康状况影响因素的分析采用 Logistic 回归模型。统计推断采用双侧检验，$\alpha=0.05$。

3. SPSS软件实操

四、实验结果

将SPSS软件输出结果整理成规范表格，并加以描述。

1. 调查对象一般特征

基于预选题，即该社区18~69岁居民一般特征的描述。

本研究共调查了2751人，平均年龄为（38.85 ± 14.70）岁，详见表8-4。

表8-4 研究对象的基本情况

变量类型	调查对象 （n=2751）	变量类型	调查对象 （n=2751）
年龄（岁）	38.85 ± 14.70	家庭收入	
<40岁	1386（50.4）	较少	445（16.2）
40~55岁	863（31.4）	一般	1691（61.5）
≥55岁	502（18.2）	较好/很好	615（22.4）
性别		婚姻状况	
男	1399（50.9）	未婚	748（27.2）
女	1352（49.1）	已婚	1881（68.4）
BMI（kg/m²）	21.87 ± 2.81	离异	23（0.8）

续表

变量类型	调查对象 （n=2751）	变量类型	调查对象 （n=2751）
超重/肥胖	581（21.1）	丧偶	99（3.6）
正常/偏低	2170（78.9）	**规律饮食**	
民族		很少/无	715（26.0）
汉族	2703（98.3）	是	2036（74.0）
其他	48（1.7）	**吃肥肉情况**	
出生地		经常	183（6.7）
农村	2419（87.9）	偶尔	1311（47.7）
城镇	276（10.0）	从不	1257（45.7）
城市	56（2.0）	**炒菜用油**	
文化程度		完全植物油	588（21.4）
小学及以下	1068（38.8）	主要植物油	1170（42.5）
初中	865（31.4）	主要动物油	993（36.1）
高中/中专	371（13.5）	**吸烟频率**	
大专及以上	447（16.2）	从不	1850（67.2）
职业		偶尔	426（15.5）
农林人员	1567（57.0）	经常	475（17.3）
一般职员/服务员	448（16.3）	**饮酒频率**	
专业技术人员/医 生/教师	241（8.8）	从不	1340（48.7）
学生	407（14.8）	偶尔	1071（38.9）
其他	88（3.2）	经常	340（12.4）

注：年龄和BMI采用均数±标准差表示，其他均采用频数（百分比）表示。

2. 调查对象健康情况

基于选题，即该调查对象高血压患病情况。

本调查显示，该地居民高血压的患病率为13.78%（379/2751）。高血压患者与未患高血压居民的年龄和BMI具有显著差异，其中高血压患者平均年龄为（47.37±14.44）

岁，显著高于非高血压居民的（37.49±14.28）岁（t=-12.488，P<0.001），高血压患者BMI水平也显著高于非高血压居民（t=-8.773，P<0.001）。基于年龄、性别、BMI、出生地以及吸烟、饮酒等分组变量，进行卡方检验，分析结果见表8-5，其中<40岁组患病率为7.2%，40~55岁组患病率为15.5%，≥55岁组患病率为28.9%，提示不同年龄组居民高血压患病率差异明显（P<0.001）。男性患病率为14.0%，女性患病率为13.5，男性和女性居民之间高血压患病率无显著性差异。居民中不同BMI分组、不同文化程度、不同职业、不同婚姻状况、不同炒菜用油情况、不同的吸烟情况的患病率均明显不同（P<0.05），详见表8-5。

表8-5 高血压患病情况的影响因素分析 [n(%)]

分组变量	高血压 是	否	χ^2/P值	分组变量	高血压 是	否	χ^2/P值
年龄			148.94/<0.001	家庭收入			1.702/0.427
<40岁	100 (7.2)	1286 (92.8)		较少	67(15.1)	378(84.9)	
40~55岁	134 (15.5)	729 (84.5)		一般	236 (14.0)	1455 (86.0)	
≥55岁	145 (28.9)	357 (71.1)		较好/很好	76(12.4)	539(87.6)	
性别			0.130/0.718	婚姻状况			44.651/<0.001
男	196 (14.0)	1203 (86.0)		未婚	58 (7.8)	690(92.2)	
女	183 (13.5)	1169 (86.5)		已婚	290 (15.4)	1591 (84.6)	
BMI分组			84.830/<0.001	离异	3 (13.0)	20 (87.0)	
偏低/正常	231 (10.6)	1939 (89.4)		丧偶	28 (28.3)	71 (71.7)	
超重/肥胖	148 (25.5)	433 (74.5)		规律饮食			0.036/0.850
出生地			3.987/0.136	很少/无	97(13.6)	618(86.4)	
农村	345 (14.3)	2074 (85.7)		是	282 (13.9)	1754 (86.1)	
城镇	28 (10.1)	248 (89.9)		吃肥肉情况			5.256/0.072
城市	6(10.7)	50 (89.3)		经常	35 (19.1)	148 (80.9)	

续表

分组变量	高血压		χ^2/P值	分组变量	高血压		χ^2/P值
	是	否			是	否	
文化程度			43.151/<0.001	偶尔	182（13.9）	1129（86.1）	
小学及以下	202（18.9）	866（81.1）		从不	162（12.9）	1095（87.1）	
初中	101（11.7）	764（88.3）		炒菜用油			10.090/0.006
高中/中专	42（11.3）	329（88.7）		完全植物油	58（9.9）	530（90.1）	
大专及以上	34（7.6）	413（92.4）		主要植物油	179（15.3）	991（84.7）	
职业			43.795/<0.001	主要动物油	142（14.3）	851（85.7）	
农林人员	260（16.6）	1307（83.4）		吸烟频率			10.129/0.006
一般职员/服务员	53（11.8）	395（88.2）		从不	228（12.3）	1622（82.9）	
专业技术人员/医生/教师	40（16.6）	201（83.4）		偶尔	73（17.1）	353（82.9）	
学生	21（5.2）	386（94.8）		经常	78（16.4）	397（83.6）	
其他	5（5.7）	83（94.3）		饮酒频率			0.091/0.956
				从不	182（13.6）	1158（86.4）	
				偶尔	150（14.0）	921（86.0）	
				经常	47（13.8）	293（86.2）	

3. 调查对象健康问题影响因素的多因素Logistic回归分析

以居民是否患高血压为因变量（0=否，1=是），8个可能的影响因素（年龄、BMI、文化程度、吃肥肉情况、炒菜用油、吸烟频率、饮酒频率、糖尿病）为自变量，考虑到各因素间的交互作用，采用二分类Logistic回归模型（逐步回归）对影响高血压患病的因素进行多因素分析。结果提示，年龄越大者、BMI越高者、吸烟频率越高者、患糖尿病者患高血压的可能性越大，见表8-6。这些人群是高血压的高危人群。

表8-6 高血压危险因素二分类Logistic回归模型分析结果

影响因素	偏回归系数	标准误	卡方值	P值	OR（95%CI）
年龄	0.040	0.004	91.018	＜0.001	1.041（1.032, 1.049）
BMI	0.151	0.020	55.770	＜0.001	1.163（1.118, 1.211）
吸烟频率	0.205	0.089	5.366	0.021	1.228（1.032, 1.46）
饮酒频率	-0.169	0.102	2.763	0.096	0.844（0.691, 1.031）
糖尿病	1.659	0.342	23.484	＜0.001	5.253（2.686, 10.276）
常数	-6.975	0.489	203.775	＜0.001	

五、注意事项

1. 对BMI进行分组编码时，超重/肥胖标准为BMI $\geqslant$ 24.0kg/m^2，包括最小值24.0，但SPSS 26.0软件对数据进行重新编码时，其中"从值到最高"是不包括该值的，故在进行实际数据处理时，应注意核对，避免个别数据分组错误。

2. 卡方检验中，应注意适用条件，在SPSS26.0软件结果输出框中，选择合适的假设检验统计量和P值。

3. Logistic回归分析结果解读应联合变量实际编码，避免将保护因素和危险因素颠倒。

4. 该数据集缺乏客观指标，绝大多数指标为主观判断，在对结果进行解释时应注意局限性。

六、思考与练习

1. 在所有调查对象中，不同吸烟频率的居民高血压患病率不同。根据性别进一步亚组分析，即在男性/女性调查对象中，不同吸烟频率的居民高血压患病率是否依旧不同？

2. 本研究中，Logistic回归分析未纳入无序分类变量作为自变量，若本研究还想利用Logistic回归探讨不同职业和婚姻状况对高血压患病的影响，应在SPSS26.0软件操作中将职业和婚姻状况手动定义为分类变量。那么结果该如何解读？

实验九 溃疡性结肠炎小鼠模型构建和肠闭锁小带蛋白表达水平检测

实验目的

1.掌握

溃疡性结肠炎小鼠模型构建；

HE染色检测肠黏膜损伤的方法；

ELISA检测血清炎症因子TNF-α和IL1-β的方法；

Western blot检测肠闭锁小带蛋白-1（ZO-1）表达的方法。

2.熟悉

溃疡性结肠炎组织病变、炎症因子和肠黏膜屏障的变化特征。

3.了解

溃疡性结肠炎的病因病机、临床表现和治疗措施等。

一、实验原理

溃疡性结肠炎（ulcerative colitis，UC）是一种主要累积于直肠和结肠黏膜的慢性非特异性炎性疾病，临床上主要表现为反复发作的腹痛、腹泻和黏液脓血便。UC具有病程绵长、容易复发、可癌变和治疗手段有限等特点，是临床常见的疑难病。随着人们生活环境、饮食习惯和生活节奏的改变，UC的发病率在全球范围内呈上升趋势。

UC常用的造模方法主要有化学刺激法、免疫法、复合法和转基因技术等。葡聚糖硫酸钠（dextran sulfate sodium salt，DSS）是一种聚阴离子衍生物，是最常见、最有效的诱导UC的药物之一，是目前肠炎造模研究领域公认的方法。DSS可制成不同浓度的水溶液，通过自由饮或灌胃两种方式摄取DSS水溶液来诱导UC。在成模过程中，DSS作为一种化学毒素，可直接破坏结肠的上皮和黏膜层结构，使肠道的屏障被破坏，肠道的通透性增加，有害物质如致病菌和促炎物可直接侵入结肠组织内，刺激中性粒细胞或巨噬细胞等免疫细胞浸润，触发免疫应答，诱发炎症反应。

闭锁小带蛋白-1（zonula occludens 1，ZO-1）是一种细胞间连接蛋白，主要存在于细胞膜的紧密连接区域，参与细胞间连接的形成和维持。它是紧密连接复合物的重要组成部分，与其他蛋白质相互作用，形成一个具有结构和功能多样性的复合物。ZO-1蛋白对于细胞间连接的形成和维持、细胞极性的建立以及细胞迁移等生命过程起着重要作用，其表达下调或活性降低会影响细胞间紧密连接形成，阻碍肠黏膜发挥其重要的防御屏障功能，增加有害细菌及毒素穿透肠道入血引起肠源性感染的风险。

本实验通过致炎剂DSS溶液的自由饮用构建小鼠溃疡性结肠炎模型，应用酶联免疫吸附实验（enzyme linked immunosorbent assay，ELISA）检测小鼠血清炎症因子肿瘤坏死因子-α（tumor necrosis factor-α，TNF-α）和白细胞介素-1β（interleukin-1β，IL-1β）的表达水平，确定UC小鼠的炎症反应。苏木精-伊红染色法（hematoxylin-eosin staining，HE）可以直接观察小鼠肠黏膜损伤，包括组织细胞的病变和炎性细胞的浸润特征，确定肠黏膜的急性炎症反应。通过蛋白免疫印迹实验（Western blot）检测肠组织的闭锁小带蛋白-1的表达变化，进一步从分子水平验证肠黏膜损伤的病理基础。

二、实验仪器和材料

1.实验材料

SPF级健康昆明小鼠，7~8周龄，体重20~25g。

2.仪器设备

（1）实验所需仪器设备　实验室小鼠笼、石蜡包埋机、切片机、脱水机、倒置显微镜，酶标仪，离心机、垂直板电泳装置、摇床和蛋白凝胶成像系统等。

（2）虚拟平台所需设备　计算机硬件设备，具体配置如下：CPU推荐使用Intel双核以上级别；内存至少1G以上；建议用户显示屏的分辨率调至1280×720。系统硬盘剩余空间不小于1G。

3.试剂耗材

（1）UC模型小鼠的建立　葡聚糖硫酸钠，生理盐水，5ml注射针管，戊巴比妥钠，移液器枪头，EP管。

（2）HE染色试剂　苏木素，伊红，酒精，二甲苯，盐酸酒精，蒸馏水，中性树胶，盖玻片，载玻片。

（3）ELISA检测　血液采集小鼠IL-1β ELISA检测试剂盒。

（4）Western blot法检测试剂　RIPA裂解液，蛋白酶抑制剂，抗体，速溶脱脂奶粉，甘氨酸Glycine，Tris盐酸，SDS，SDS-PAGE凝胶配制试剂盒，甲醇，TBS粉，吐温（Tween-20），PVDF膜，ZO-1蛋白一抗、二抗（辣根过氧化物酶标记羊抗兔IgG），ECL显色试剂盒。

三、实验步骤

（一）溃疡性结肠炎小鼠模型的建立

实验小鼠在温度18~25℃，湿度60%~70%，12小时光照和黑暗周期的标准环境下饲养，自由获取食物和无菌水。小鼠适应性饲养1周后，用2.5%葡聚糖硫酸钠（dextran sulfate sodium，DSS）溶液自由饮用1周。每日观察小鼠的精神、活动、饮食、毛发光泽和肛门等一般情况，记录小鼠的体重和大便性状，进行大便隐血检测。综合小鼠体重、大便性状和便血情况，按照表9-1对小鼠DAI进行评分。UC模型小鼠的DAI随着造模时间延长而逐渐升高。

表9-1　DAI评分标准

体重下降百分(%)	大便性状	便血情况	分数
0	正常	隐血阴性	0
1~5			1
5~10	松软	隐血阳性	2
10~20			3
>20	稀便	便血	4

（二）取材及样本处理

实验结束时，小鼠禁食12小时，正常饮水。取材前对小鼠称重，用3%戊巴比妥钠麻醉，眼球取血，腹腔解剖后，取小鼠的结肠组，去除脂肪组织，并快速测量长度与记录、拍照，再于生理盐水中清洗干净，然后将所取的结肠分为2份：一份用10%福尔马林固定液固定，进行病理学观察HE染色和免疫组化实验；另一份置于-80℃冰箱保存，用于后期Western blot实验。

（三）结肠组织HE染色

取出固定液中的结肠组织，70%乙醇浸泡2小时后转移至组织包埋盒，自来水冲洗3次，每次5分钟，然后进行脱水、包埋、切片、HE染色，镜下观察小鼠结肠组织病理情况，操作步骤如下。

1. 脱水

步骤	操作项目	时间（min）
1	60%乙醇	20
2	70%乙醇	20
3	80%乙醇	30
4	90%乙醇	30
5	95%乙醇	20
6	无水乙醇Ⅰ	20
7	无水乙醇Ⅱ	10
8	二甲苯Ⅰ	10
9	二甲苯Ⅱ	5
10	石蜡Ⅰ	30
11	石蜡Ⅱ	40
12	石蜡Ⅲ	40

2. 包埋

将脱水结束的小鼠结肠组织纵向置于石蜡底部进行包埋，标记各组别名称，待完全凝固后可将石蜡置于4℃冰箱中长期保存。

3. 切片

首先将石蜡进行修片，调整切片机切片厚度为4μm，在水温43℃的摊片机内展开后捞片，捞起片后50℃烤片30分钟，置于阴凉干燥处保存，为以下实验做准备。

4. HE染色

染色前将样品置于65℃烘箱中放置2小时，依次进行如下步骤。

步骤	操作项目	时间
1	二甲苯Ⅰ	10分钟
2	二甲苯Ⅱ	10分钟
3	无水乙醇Ⅰ	1分钟
4	无水乙醇Ⅱ	1分钟
5	95%乙醇	1分钟
6	85%乙醇	1分钟
7	75%乙醇	1分钟
8	自来水冲洗	数次
9	苏木素	3分钟

续表

步骤	操作项目	时间
10	自来水冲洗	数次
11	1%的 HCl–EtOH	5秒
12	自来水洗	数次
13	70℃温水	2分钟
14	伊红染色	30秒
15	自来水洗	数次
16	85%的乙醇	1分钟
17	95%的乙醇	1分钟
18	无水乙醇Ⅰ	1分钟
19	无水乙醇Ⅱ	1分钟
20	二甲苯Ⅰ	5分钟
21	二甲苯Ⅱ	5分钟

染色处理结束后，玻片室温下自然风干，用中性树脂对玻片进行封片，方便后续在镜下观察并拍片保留。

（四）ELISA 检测小鼠血清与组织上清 TNF–α 和 IL–1β

将小鼠的眼球血于室温静置2h，4℃离心机3000r/min离心15分钟，收集上清液，用于TNF–α 和IL–1β 的ELISA检测。ELISA试剂盒使用前先于室温下放置半小时，再按照相应说明书进行操作。

1.加样

先设置好标准品孔、样本孔及空白孔，各标准品孔加各浓度的标准品50μl；而样本孔里，加样品稀释液和待测样品，分别加40μl样品稀释液、10μl样品；空白孔不加样品，也不加酶标试剂，其余相同处理。

2.加酶

除空白孔外，其余孔都加酶标试剂，量为100μl。

3.温育

用封板膜封好后立即于37℃恒温箱温育1小时。

4.配液加洗涤

先稀释浓缩洗涤液，用蒸馏水进行稀释，温育时间结束，揭开封板膜，甩干净液体，每孔加满洗涤液，静置30秒弃掉，洗涤5次，最后将孔板完全拍干。

5.显色与终止

各孔加显色剂A和显色剂B，均加50μl，将孔板稍微震荡使各孔液体混匀，再用锡纸包裹避光于37℃恒温箱温育15分钟；温育时间结束即刻加50μl终止液于各孔中，使反应终止。

6.测定

用酶标仪检测OD值。

（五）Western blot检测小鼠结肠组织ZO-1蛋白的表达水平

1.结肠组织蛋白提取

将冻存的结肠从-80℃冰箱取出，称量约100mg组织加入少许液氮，将其研磨后转移至组织匀浆器中，再按每100mg组织1ml的蛋白提取液与之混合，继续冰上研磨至无固体颗粒存在。将已研磨充分的组织匀浆转移至预冷的 EP 管中，超声仪上低温超声20秒，混匀器低温充分振荡15秒；冰上静置30分钟，低温涡旋3次，每次15秒，4℃ 12000r/min离心5分钟，收集上清，按照比例加入上样缓冲液混匀，提前打开水浴锅加热，然后置于沸腾的水浴锅内加热，进行5分钟变性处理，于室温自然冷却，置于冰箱-20℃保存，以备后续实验使用。

2.BCA 蛋白浓度测定

（1）工作液的配制　以BCA标准试剂：Cu^{2+}离子试剂=50：1 为基准，配制相关工作液，混匀备用［（标准品数量 + 待测样品的 × 重复次数+1）× 200μl］。

（2）BSA标准品配制　按照BSA的标准品：PBS=10：1进行配制，得到终浓度为0.5mg/ml的BSA稀释液；以0、2、4、6、8、12、20μl的量将标准品稀释液置于96孔板孔中；之后PBS补足至20μl（最后得到终浓度为0、0.05、0.1、0.15、0.2、0.3、0.4、0.5mg/ml）。

（3）将蛋白样品根据需要进行一定倍数稀释，取待测蛋白样品稀释液20μl置于96孔板中，重复3次。

（4）上述备好的BCA工作液滴加到 96 孔板中（标准稀释孔、待测样品孔），每孔200μl；37℃恒温箱静置30分钟；酶标仪测OD值，制作标准曲线，计算出蛋白浓度。

3.主要试剂配制

（1）电泳缓冲液　Tris6.06g，甘氨酸-Glycine 37.54g，SDS 2g，ddH_2O定容至2000ml，待其溶解完全，放在4℃冰箱备用。

（2）转膜液　Tris 5.8g，甘氨酸28.8g，甲醇 400ml，ddH_2O定容至2000ml，待其溶解完全，放在4℃冰箱备用。

（3）TBST（pH7.4）　TBS 1 袋，Tween 20 2ml，ddH$_2$O定容至2000ml，待其溶解完全，放在4℃冰箱备用。

（4）5%封闭液　5g脱脂奶粉，100ml TBST 混匀，放在4℃冰箱备用。

（5）10%SDS溶液　0.1g SDS溶于1ml 超纯水。

（6）10% 过硫酸铵（ammonium persulphate，AP，*w/v*）溶液　0.1g AP溶于1ml超纯水。

（7）一抗　相应的一抗各自滴加到对应的一抗稀释液中，稀释成一定比例，放在4℃冰箱备用。

（8）二抗　5%封闭液将其稀释为1∶5000 或 1∶10000，放在4℃冰箱备用。

4.十二烷基硫酸钠聚丙烯酰胺（SDS-PAGE）凝胶电泳

（1）分离胶与浓缩胶的制备　按蛋白分子量要求制备相应浓度的SDS-PAGE分离胶和5%的浓缩胶。分离胶的高度应距离梳子底部1cm左右，加入分离胶后用纯水封住胶面，室温聚合30分钟。然后弃去胶面上的纯水，加入浓缩胶，插上样梳，室温聚合30分钟。

① 分离胶配置体系（30ml）

成分	8%分离胶体积（ml）	10%分离胶体积（ml）	12%分离胶体积（ml）
蒸馏水	10	8	6
30%Acr-Bis（29∶1）	8	10	12
1.5M Tris，pH 8.8	11.4	11.4	11.4
10% SDS	0.3	0.3	0.3
10% AP	0.3	0.3	0.3
TEMED	0.03	0.03	0.03

② 浓缩胶配置体系（8ml）

成分	5%浓缩胶体积（ml）
蒸馏水	5.5
30%Acr-Bis（29∶1）	1.3
1M Tris，pH 6.8	1
10%SDS	0.08
10%AP	0.08
TEMED	0.008

（2）上样　将胶板固定在电泳槽上，先在胶板中间加入电泳液，检查是否滴漏。将电泳槽倾斜，沿槽壁慢慢加入电泳液，以免胶板下面产生气泡。拔掉梳子，加入

样品。

（3）电泳　恒压80V，30分钟（或恒流200mA，20分钟），浓缩胶中使蛋白样品压缩为一条线。恒压120V，30～120分钟（或恒流200mA，20～120分钟），根据实验所需确定Marker与目的蛋白迁移的最佳位置。

5.转膜

（1）根据目的蛋白的分子量确定适宜的PVDF膜，剪取合适大小的PVDF膜于甲醇中活化15～30秒。

（2）切割下实验所需胶条，将转膜液中浸泡的厚滤纸、海绵取出，依次按照负极板（黑色），海绵，厚滤纸，胶条，PVDF膜，厚滤纸．海绵，正极板准确地放入转模夹中，之后浸润于转移液中。

（3）将组装好的两块转移夹，置入转移槽中，接通电源，恒流200mA，90分钟，冰浴进行。

6.封闭

转膜结束时，立即取出膜放入封闭液中，室温摇床封闭2小时，TBST洗5次，每次6分钟。

7.抗体孵育

（1）一抗孵育　取出已配好的一抗，将相应的膜分别置于对应的一抗稀释液中，4℃过夜孵育。

（2）二抗孵育　TBST洗5次，每次6分钟，置于二抗中，室温、摇动孵育1小时，TBST洗5次，每次6分钟。

8.显影

（1）配制超敏发光液，1∶1，现配现用。

（2）FCM凝胶成像系统检测并保存条带图像，然后用Image J软件对蛋白条带进行灰度值分析。

四、实验结果

1. 模型小鼠有典型的结肠炎症表现：精神状态、摄食量和活动度等一般状态下降，稀便和便血，大便隐血实验阳性，DAI升高，小鼠结肠缩短，肠黏膜层大多被破坏并伴随炎症细胞浸润，隐窝异常，杯状细胞缺失，病理损伤评分升高。

2. 模型小鼠血清TNF-α和IL-1β表达升高。

3. 模型小鼠结肠组织ZO-1表达降低。

五、注意事项

1. 准确配置DSS溶液，注意其浓度不能过高，否则容易导致动物大量死亡。
2. 小鼠摘眼球取血注意操作，尽量收集足够的血液，以备后续ELISA实验。
3. 解剖取材之前应熟悉小鼠结肠组织的解剖定位，准确截取小鼠结肠组织。

六、思考与练习

1. UC小鼠模型的建立有哪些方法？
2. UC模型小鼠炎症因子的表达变化特征有哪些？
3. 何为肠黏膜屏障？其作用是什么？
4. 简述UC治疗的现状以及中医药干预的措施。

实验十　质粒转化提取与鉴定

实验目的

1. 掌握

感受态细胞的制备方法，碱裂解法快速提取质粒DNA的方法。

2. 熟悉

琼脂糖凝胶电泳的方法。

3. 了解

质粒转化和质粒DNA提取的基本原理。

一、实验原理

将快速生长的大肠埃希菌置于经低温（0℃）预处理的低渗氯化钙溶液中，会造成细胞膨胀，同时Ca^{2+}会使细胞膜磷脂双分子层形成液晶结构，促使细胞外膜与内膜间隙中的部分核酸酶解离开来，离开所在区域，诱导细胞成为感受态细胞。细胞膜通透性发生变化，极易与外源DNA相黏附并在细胞表面形成抗脱氧核糖核酸酶的羟基—磷酸钙复合物。此时，将该体系转移到42℃下做短暂的热刺激（90s），细胞膜的液晶结构会发生剧烈扰动，并随机出现许多间隙，外源DNA可能被细胞吸收。进入细胞的外源DNA分子通过复制、表达，实现遗传信息的转移，使受体细胞出现新的遗传性状。将转化后的细胞在选择性培养基上培养，筛选出带有外源DNA分子的阳性克隆。

细胞中除了含有染色体DNA还含有质粒DNA。当细胞破碎后，染色体DNA和质粒DNA均被释放出来，但两者变性与复性所依赖的溶液的pH不同。在pH≥12.0的碱性溶液中，染色体DNA的氢键断裂，双螺旋结构解开，DNA完全变性；共价闭合环状的质粒DNA大部分氢键断裂，但两条互补链不完全分离。当用pH为4.6的KAc（或NaAc）高盐溶液调节碱性溶液至中性时，变性的质粒DNA可恢复成原有的共价闭合环状超螺旋结构而溶解于溶液中；但染色体DNA不能复性，且与不稳定的大分子，如

RNA、蛋白质–SDS复合物等一起形成缠连的、可见的白色絮状沉淀。这种沉淀通过离心，与已经复性的溶于溶液的质粒DNA分离。在离心后的上清液中加入无水乙醇和盐溶液，可减少DNA分子之间的同性电荷相斥力，使质粒DNA凝聚而形成沉淀。由于DNA与RNA性质类似，乙醇沉淀DNA的同时，也伴随着RNA沉淀，可利用RNase A将RNA降解。质粒DNA溶液中的RNase A以及一些可溶性蛋白，可通过酚/三氯甲烷抽提除去，最后获得纯度较高的质粒DNA。

琼脂糖凝胶电泳是分离鉴定和纯化DNA片段的常用方法。DNA分子在琼脂糖凝胶中泳动时有电荷效应和分子筛效应，DNA分子在高于等电点的pH溶液中带负电荷，在电场中向正极移动。由于糖磷酸骨架在结构上的重复性质，相同数量的双链DNA几乎具有等量的净电荷，因此它们能以同样的速度向正极方向移动。不同浓度琼脂糖凝胶可以分离从200bp至50kb的DNA片段。在琼脂糖溶液中加入低浓度的溴化乙锭（ethidumbromide，EB），在紫外光下可以检出10ng的DNA条带，在电场中pH为8.0条件下，凝胶中带负电荷的DNA向阳极迁移。

二、实验材料

1.实验材料

含有质粒pcDNA3.1的DH5α菌种。

2.仪器设备

（1）实验所需仪器设备　微量取液器（20、200、1000μl）、台式高速离心机、恒温振荡摇床、恒温培养箱、高速蒸汽消毒器（灭菌锅）、涡旋振荡器、电泳仪、琼脂糖平板电泳装置、恒温水浴锅和紫外线透射仪等。

（2）虚拟平台所需设备　计算机硬件设备，具体配置如下：CPU推荐使用Intel双核以上级别；内存至少1G以上；建议用户显示屏的分辨率调至1280×720。系统硬盘剩余空间不小于1G。

3.试剂耗材

（1）质粒转化　LB培养基液体培养基，氨苄青霉素，$CaCl_2$，甘油。

（2）质粒提取　LB培养基，葡萄糖，三羟甲基氨基甲烷（Tris），乙二胺四乙酸（EDTA），氢氧化钠，乙酸钾，冰乙酸，三氯甲烷，乙醇，RNA酶，氨苄青霉素，蔗糖，溴酚蓝，β-巯基乙醇和盐酸。

（3）质粒鉴定　三羟甲基氨基甲烷（Tris），硼酸，乙二胺四乙酸（EDTA），溴酚蓝，蔗糖，琼脂糖，溴化乙锭，DNA marker。

三、实验步骤

（一）质粒转化

1. 配置含氨苄青霉素的LB固体培养基

将配好的LB固体培养基高压灭菌后冷却至60℃左右，加入氨苄青霉素储存液，使终浓度为50μg/ml，摇匀后铺板。

2. 配置0.05mol/L $CaCl_2$ 溶液

称取0.28g $CaCl_2$（无水，分析纯），溶于50ml蒸馏水中，定容至100ml，高压灭菌。

3. 配置含15%甘油的0.05mol/L $CaCl_2$

称取0.28g $CaCl_2$（无水，分析纯），溶于50ml重蒸水中，加入15ml甘油，定容至100ml，高压灭菌。

4. 受体菌的培养

（1）-80℃冰箱中，取出一支冻存菌株，于事先照过紫外线的超净台中，用无菌的接种环轻轻蘸取菌种后，在无抗平板上划线，并将菌种迅速放回-80℃冰箱保存。

（2）在划线板上做好相应标记，于37℃培养16~20小时。在照过紫外的超净台中，用灼烧并冷却后的镊子夹住一个20μl枪头（或者灭过菌的牙签），从LB平板上挑取新活化的 *E. coli* DH5α单菌落，接种于3~5ml LB液体培养基中，37℃下振荡培养12小时左右（或过夜，220rpm），直至对数生长后期。

（3）将该菌悬液以1∶100~1∶50的比例接种于100ml LB液体培养基中（取50或100μl菌液接种于5ml的培养基中），37℃振荡培养2~3小时至600OD=0.3~0.5。细胞数小于10的8次方，过夜菌按比例转接至准备好的液体培养基中。一般转接菌液与培养基体积比例不得大于1∶10，即转接菌液∶培养基体积≤1∶10。培养基体积与三角瓶体积比不得小于1∶5，即培养基体积∶三角瓶体积≥1∶5。要有足够的空间提供溶氧。OD值是一个重要的参数，当 OD_{600} 值大于一定值时，菌体不会保持对数生长。同时，OD值大时菌体总量大，所以需要在这两个方面的影响中找到一个平衡点。不同的菌种所对应的值不一样。

5. 感受态细胞的制备

（1）将细菌悬液液转入离心管（1.5ml）中，冰上放置10分钟，然后于4℃下3000g离心10分钟。

（2）弃去上清，用预冷的0.05mol/L $CaCl_2$ 溶液10ml轻轻悬浮细胞，冰上放置

15～30分钟后，4℃下3000g离心10分钟。

（3）弃去上清，加入4ml预冷含15%甘油的0.05mol/L CaCl₂溶液，轻轻悬浮细胞，冰上放置几分钟，即成感受态细胞悬液（15%～20%甘油为细菌的冷冻保护剂，也可在此步骤不加甘油，细胞直接用于转化）。

（4）感受态细胞分装成200μl的小份，贮存于–70℃可保存半年。

6. 转化

（1）从–80℃冰箱中取200μl感受态细胞悬液，室温下使其解冻，解冻后立即置冰上。

（2）加入质粒DNA溶液（含量不超过50ng，体积不超过10μl），轻轻摇匀，冰上放置30分钟后（有资料为200μl加1ng质粒）。

（3）42℃水浴中热击90秒或37℃水浴5分钟，热击后迅速置于冰上冷却3～5分钟。

（4）向管中加入1ml LB液体培养基（不含氨苄青霉素），混匀后37℃振荡培养1小时，使细菌恢复正常生长状态，并表达质粒编码的抗生素抗性基因。

（5）将上述菌液摇匀后取100μl涂布于含氨苄青霉素的筛选平板上，正面向上放置半小时，待菌液完全被培养基吸收后倒置培养皿，37℃培养16～24小时。

（6）同时应做两个对照。

对照组1：以同体积的无菌双蒸水代替DNA溶液，其他操作与上面相同。此组正常情况下在含抗生素的LB平板上应没有菌落出现。

对照组2：以同体积的无菌双蒸水代替DNA溶液，但涂板时只取5μl菌液涂布于不含抗生素的LB平板上，此组正常情况下应产生大量菌落。

7. 统计每个培养皿中的菌落数，计算转化率。转化后在含抗生素的平板上长出的菌落即为转化子，根据此皿中的菌落数可计算出转化子总数和转化频率，公式如下：

转化子总数＝菌落数×稀释倍数×转化反应原液总体积／涂板菌液体积

转化频率（转化子数／每mg质粒DNA）＝转化子总数／质粒DNA加入量（mg）

感受态细胞总数＝对照组2菌落数×稀释倍数×菌液总体积／涂板菌液体积

感受态细胞转化效率＝转化子总数／感受态细胞总数

（二）质粒提取

1. 配制溶液Ⅰ

50mmol/L葡萄糖，5mmol/L三羟甲基氨基甲烷（Tris）·HCl（pH8.0），10mmol/L乙二胺四乙酸（EDTA）（pH8.0），混匀保存。

2. 配制溶液Ⅱ

0.4mol/L NaOH和2%SDS分别配好保存，使用前等体积混合。

3. 配制溶液Ⅲ

5mmol/L乙酸钾60ml，冰乙酸11.5ml，水28.5ml，混匀保存。

4. 配制TE缓冲液

10mmol/L Tris·HCl和1mmol/l EDTA（pH8.0），混匀保存。

5. 配制终止液

40%蔗糖和0.25%溴蓝酚，混匀保存。

6. 将2ml含氨苄抗生素的LB液体培养基加入到试管中，接入含质粒的大肠埃希菌，37℃振荡培养过夜。

7. 取1.5ml培养物倒入微量离心管中，4000r/min，离心2分钟。

8. 吸去培养液，使细胞沉淀尽可能干燥。

9. 将细菌沉淀悬浮于100μl溶液Ⅰ中，充分混匀，室温放置10分钟。

10. 加200μl溶液Ⅱ（新鲜配制），混匀内容物，将离心管放冰上5分钟。

11. 加入150μl溶液Ⅲ（冰上预冷），盖紧管口，颠倒数次使混匀。

12. 1200r/min，离心15分钟，将上清转至另一离心管中。

13. 向上清中加入等体积酚：氯仿（去蛋白），反复混匀，12000r/min，离心5分钟，将上清转移到另一离心管中。

14. 向上清中加入2倍体积乙醇，混匀后，室温放置5～10min。12000r/min离心5分钟。倒去上清液，把离心管倒扣在吸水纸上，吸干液体。

15. 用1ml 70%乙醇洗涤质粒DNA沉淀，振荡并离心，倒去上清液，真空抽干或空气中干燥。

16. 加50μl TE缓冲液，其中含有20μg/ml的RNA酶，使DNA完全溶解，-20℃保存。

（三）质粒鉴定

1. 配制5×TBE贮存液

配1000ml 5×TBE，Tris 54g，硼酸27.5g，0.5mol/L EDTA 20ml，调pH=8.0。

2. 配制6×凝胶加样缓冲液

溴酚蓝0.25%，蔗糖40%，混匀使用。

3. 配制溴化乙锭溶液

0.5μg/ml EB。

4. 用高压灭菌指示纸带将洗净、干燥玻璃板的边缘封住，形成一个胶膜。

5. 配制足够用于灌满电泳槽和制备凝胶所需的电泳缓冲液（1×TBE）。准确称量琼脂糖粉。缓冲液不宜超过锥瓶或玻璃瓶的50%容量。在电泳槽和凝胶中务必使用同一批次的电泳缓冲液，离子强度或pH的微小差异会在凝胶中形成前沿，从而大大影响

DNA片段的迁移率。

6. 在锥瓶的瓶颈上松松地包上一层厚纸。如用玻璃瓶，瓶盖须拧松。在沸水浴或微波炉中将悬浮加热至琼脂糖溶解。注意：琼脂糖溶液若在微波炉里加热过长时间，溶液将过热并暴沸。应核对溶液的体积在煮沸过程中是否由于蒸发而减少，必要时用缓冲液补充。

7. 使溶液冷却至60℃。加入溴化乙锭（用水配制成10mg/ml的贮存液）到终浓度为0.5μg/ml，充分混匀。

8. 用移液器吸取少量琼脂糖溶液封固胶模边缘，凝固后，在距离底板0.5～10mm的位置上放置梳子，以便加入琼脂糖后可以形成完好的加样孔。如果梳子距玻璃板太近，则拔出梳子时孔底将有破裂的危险，破裂后会使样品从玻璃板之间渗透。

9. 将剩余的温热琼脂糖溶液倒入胶模中。凝胶的厚度在3～5mm之间。检查一下梳子的齿下或齿间是否有气泡。

10. 在凝胶完全凝固后（于室温放置30～45分钟），小心移去梳子和高压灭菌纸带，将凝胶放入电泳槽中。低熔点琼脂糖凝胶及浓度低于0.5%的琼脂糖凝胶应冷却至4℃，并在冷库中电泳。

11. 加入恰好没过胶面约1mm深的足量电泳缓冲液。

12. 将DNA样品与所需加样缓冲液混合后，用微量移液器，慢慢将混合物加至样品槽中。此时凝胶已浸没在缓冲液中。一个加样孔的最大加样量依据DNA的数量及大小而定，一般为20～30μl样品。

13. 已知大小的DNA标准品，应同时加在凝胶的左侧和右侧孔内，确定未知DNA的大小。测量未知DNA的大小时，要所有样品都用相同的样品缓冲液。

14. 打开电源，开始电泳。当溴酚蓝指示剂移到距离胶板下沿1～2cm处，停止电泳。取出琼脂糖凝胶，在紫外线透射仪中观察。

四、实验结果

1. 制备感受态细胞并成功转化质粒DNA。
2. 成功提取质粒DNA。
3. 成功分离质粒DNA，并观察到超螺旋质粒和单缺口质粒的条带。

五、注意事项

1. 转化缓冲液中试剂的纯度务必使用所能得到的最高质量的试剂，这些试剂应分装成小份，避光保存于冷处。

2. 细胞的生长状态由于一些不清楚的原因，直接用贮存于-70℃冰冻培养基中的贮存原种接种进而培养的细菌，所得到的转化效率最高，不应使用在实验室中连续传代，贮存于 4 ℃或贮存于室温的培养物。

3. 玻璃和塑料器皿表面的去污剂或其他化学物质的存在可能大大地降低细菌的生长效率，所以最好拨出一批玻璃器皿专用于制备感受态细菌，而不作他用。

4. 感受态的感受效率最关键的是一个冷字，刚制备的感受态其感受效果最好，但是随着时间的延长感受效果会逐渐下降，所以要将制好的感受态细胞冻存于液氮中，或于 –70 ℃冰箱中保存，这样感受效果才不至于下降过快。一般感受态制备好以后 24小时其转化效率最高，随后逐渐下降。一般的宿主菌不要传代太多，传多了就容易状态不好和污染杂菌。状态好的时候建议冻上一批，用EP管分装好，然后，每次可以取冻存的菌种来扩增使用。

5. 溶液Ⅱ需要新鲜配制。

6. 加入溶液Ⅱ后不能剧烈震荡。

六、思考与练习

影响最终质粒产量的主要因素有哪些？

参考文献

［1］龙子江，王艳.基础医学实验技术教程［M］.合肥：中国科学技术大学出版社，2020.

［2］李垚，陈学进.医学实验动物学［M］.上海：上海交通大学出版社，2019.

［3］何春燕，武军驻，赵旻.基础医学实验：基本实验操作［M］.武汉：武汉大学出版社，2023.

［4］王春田.基础医学实验动物操作基本技能［M］.北京：中国医药科技出版社，2009.

［5］王传生，吕瑞芳.基础医学实验教程［M］.北京：中国医药科技出版社，2014.

［6］杨向竹，徐雅.实验室基本技术和中医学综合实验指导［M］.北京：中国中医药出版社，2015.

［7］郑小伟，刘涛.实验中医学［M］.北京：中国中医药出版社，2017.

［8］王占波，吉恩生，楚立.医学实验教程［M］.北京：中国中医药出版社，2018.

［9］郭云良.中西医结合实验医学［M］.北京：中国中医药出版社,2020.

［10］彭军，林久茂.中西医结合实验技术与方法［M］.北京：科学出版社，2020.

［11］朱大诚，周志刚.中医学基础现代实验教程［M］.北京：中国中医药出版社，2011.

［12］韩骅，高国全.医学分子生物学实验技术［M］.北京：人民卫生出版社，2020.

［13］钱晖，侯筱宇，何凤田.生物化学与分子生物学［M］.北京：科学出版社，2017.

［14］吴红，念红，吴宜艳.药理学实验［M］.武汉：华中科技大学出版社，2023.

［15］杨全中，王俐.医学生物化学实验教程［M］.北京：清华大学出版社，2023.

［16］彭芳.生理学实验指导［M］.西安：西安交通大学出版社，2023.